EMANUELLE

MASAJE HOT

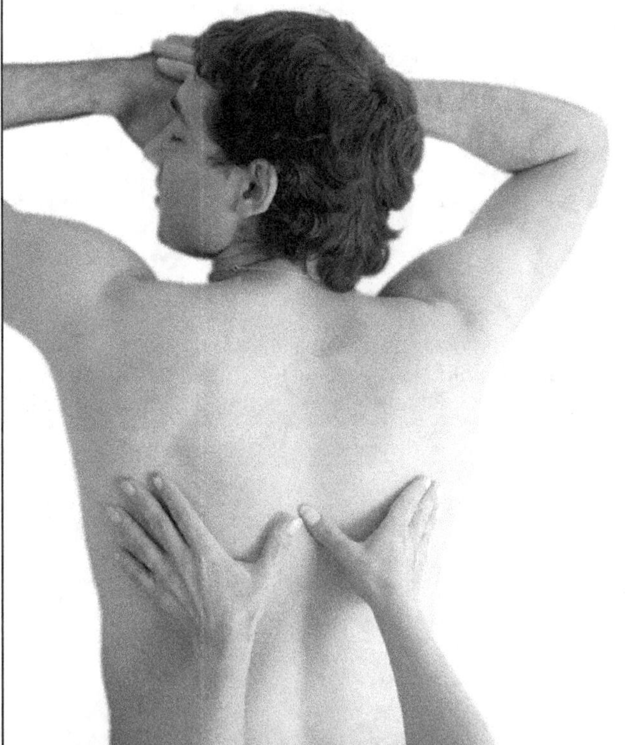

Emanuelle
Masaje hot - 1a ed. - Buenos Aires : Dos Tintas, 2008.

1. Relaciones entre los Sexos. I. Título
CDD 392.6

ÍNDICE

INTRODUCCIÓN

Todos sabemos, conocemos o tenemos una idea de qué es el masaje terapéutico: una técnica manual que se brinda al organismo para restablecer funciones, equilibrar, eliminar el estrés de la vida diaria, armonizar los músculos, etcétera.

Ese beneficio que nos aporta una sesión de masajes para vencer las molestias cotidianas, disminuir el cansancio y vencer las dolencias corporales es, a la vez, una sensación altamente placentera.

Es por eso que muchas veces, aun sin necesitarlo, recurrimos a una sesión de masajes con fines "relajantes". Porque es algo que nos causa placer, nos libera y nos hace sentir mejor.

Por estas razones, es posible que traslademos esos beneficios a la relación de pareja y apliquemos algunos de los fundamentos del masaje a la búsqueda del goce y el placer sexual.

La vida actual, su ritmo de funcionamiento y sus obligaciones nos llevan a vivir tan apurados que muchas veces no nos damos la oportunidad de detenernos a disfrutar de un encuentro más extenso con nuestra pareja.

Uno de los objetivos principales del masaje erótico es brindar la oportunidad de descubrir qué es lo que le causa placer a tu pareja para lograr un acercamiento.

No se trata de descontracturar un músculo o de alejar un estado de presión: la idea es activar las zonas erógenas, las terminaciones nerviosas y los sentidos del otro.

No se trata de dar y recibir al mismo tiempo. Se trata de disponerse a hacer gozar al otro y, luego, de dedicarnos a disfrutar del placer que el otro nos brinde a nosotros.

Aplicando distintas técnicas nos abocaremos a la búsqueda de ofrecer y recepcionar cariños, deseos, cuidados, roces, caricias, bienestar, goce, fantasías y placer.

Este libro busca dar a conocer las técnicas para brindar un buen masaje erótico y "enloquecer" al otro para que ambos puedan lograr el máximo placer. Además, una serie de consejos para que cada encuentro sea inolvidable…

ACERCA DE LOS
MASAJES

Ingresando al mundo del masaje

Antes de adentrarnos en la práctica y las características del masaje hot, realizaremos un recorrido sobre las particularidades del masaje, sus funciones y aplicaciones.

Si bien el masaje terapéutico y el erótico tienen distinta finalidad, hay en ellos algo en común.

La necesidad de un buen masaje

Podemos decir que un masaje es una forma de contacto manual, siendo ésta organizada, que ayuda a conseguir nuevamente el equilibrio físico, mental y emocional de la persona que lo recibe. Es por ésto que un buen masaje, recibido en el momento adecuado, ayuda a restablecer la salud íntegra del ser humano, ya que toma al mismo como un ser total, cuerpo-mente.

Sea cual sea la técnica utilizada (ejecutando presión con los dedos pulgares, como en el shiatsu; o haciéndolo sólo en determinados puntos del pie como en la reflexología, o bien empleando toda la mano masajeando la masa muscular, como en el masaje circulatorio), el masaje es un arte curativo.

Dicho arte ha sido empleado desde hace más de tres mil años en países de Oriente, como la India, Egipto, China, Japón y Tíbet, en los cuales se lo tomaba como parte importante de la medicina tradicional.

Al ser el masaje una forma de contacto manual, podemos referirnos a ella al sentir una mano que acaricia, un abrazo que reconforta o al disfrutar del primer contacto físico bebé-mamá.

Un masaje es un modo de comunicarse sin palabras, comunicación en la que no sólo importan los movimientos de manos, sino que influye también, y en un modo muy considerable, la energía que transmite quien ofrece el masaje.

Cuando se establece una buena comunicación entre ambas personas (quien recibe el masaje y quien lo da), se produce un importante intercambio de energía y de emociones, que favorece enormemente a la terapia.

Un masaje utiliza como lenguaje el tacto, y toma a la piel como lugar de interacción entre el mundo exterior y el cuerpo.

Un masaje puede aliviar tensiones, disminuir dolores, corregir posturas.

Un masaje ayuda a desbloquear energías obstruidas (que traen consigo dolores de cabeza, insomnio, mala circulación, etc.).

Un masaje despierta zonas adormecidas y moviliza la energía vital del cuerpo - mente.

Un masaje aporta beneficios psicofísicos, ya que quien lo recibe se siente contenido, atendido, cuidado.

Cuando el que ofrece el masaje consigue tener el control de la situación, y quien lo recibe logra relajarse y llegar a un estado de absoluta receptividad, se puede hablar de un acto ritual de comunicación no verbal entre dos personas.

Y si este ritual tiene efectos curativos, placenteros, correctivos o analgésicos, mejor aún.

Los puntos básicos de una sesión de masajes

Los preparativos

En el momento de realizar un buen masaje, lo único imprescindible son las manos del terapeuta y una gran sensibilidad. También es importante contar con buena energía.

Sin embargo, para que la sesión de masajes resulte enteramente eficaz, hay otros factores para tener en cuenta. La atmósfera debe ser la adecuada, contando con un espacio silencioso, libre de interrupciones, confortable, amplio e higiénico.

Si bien son muchas las personas que pueden capacitarse para brindar un masaje relajante _si es nuestra pareja siempre será reconfortante-, cuando se busca una finalidad curativa, el mismo debe ser realizado por un profesional.

Suelo o camilla

Sea cual sea la técnica de masaje que se ofrecerá, es sumamente importante acondicionar el lugar, realizando una preparación cuidadosa y generando un clima agradable para la sesión.

Dependiendo de las técnicas de masaje que se empleen, el sitio donde se lleven a cabo puede ser o bien el suelo o bien una camilla de masajes. Nunca se debe utilizar una cama común para dar un masaje.

El shiatsu siempre se ofrece en el suelo, mientras que en la reflexología el paciente debe adoptar una posición cómoda, ya sea en una camilla o mesa de masaje o en el piso, con la espalda soportada por almohadas, de modo de entregar sus pies sin incomodidad.

Si la idea es trabajar sobre el suelo, lo ideal es acondicionar el mismo con una fina colchoneta o una mullida alfombra. Cualquiera que sea la superficie empleada, lo conveniente es que tenga de 3 a 5 cm de espesor, y de 2,10 m por 1,20 o más. La idea es que la superficie sea más amplia de la que el paciente ocupe.

También se pueden emplear algunos almohadones, siendo estos utilizados por el terapeuta, para apoyar las rodillas en caso de ser necesario.

Lo ideal es que el masajista se instale cómodamente, para poder trabajar con soltura y seguridad y no necesite, luego de la sesión, un masaje para él.

Si el masaje se ofrece sobre una mesa o camilla, el terapeuta estará, sin duda, más cómodo, y por ende, el masaje será más óptimo y eficaz.

Cuando una sesión de masajes es larga, seguramente el terapeuta se cansará menos utilizando una mesa.

Es aconsejable que si alguien desea dedicarse a la tarea de ofrecer masajes, lo mejor es contar con una mesa de masaje, la que le facilitará la labor. Lo ideal es que se cuente con una camilla almohadillada, de 1,90 m por 0,70.

La altura de la mesa de masajes es sumamente importante, ya que si es demasiado alta los toques no tendrán la presión suficiente, mientras que si es muy baja, el masajista deberá inclinarse demasiado. Por lo tanto, lo ideal es que quien ofrezca el masaje tenga en cuenta que el borde de la camilla debe tener la misma altura que la parte superior de sus muslos. La medida estándar de un hombre o mujer de estatura mediana, sería de entre 0,70 y 0,75 m, incluyendo el acolchado de la camilla. De todas formas, lo ideal es probar dando un masaje y corregir la altura en caso de ser necesario.

Si la camilla para utilizar es articulada, mejor aún. De esta forma, se facilitan distintas posiciones tanto para el paciente como para el terapeuta. Por ejemplo, si se está masajeando el cuello y las extremidades superiores con el paciente recostado boca arriba, sus piernas pueden relajarse ubicadas hacia arriba, con la camilla inclinada levemente en forma vertical.

Tanto si el masaje se da en el suelo como sobre una colchoneta o una camilla de masajes, lo ideal es colocar sobre la superficie por utilizar una sábana limpia, cada vez que se comienza una sesión. Esto garantiza higiene y confort para quien recibe el masaje.

En el caso de la reflexología, como dijimos anteriormente, el paciente puede sentarse en una silla y apoyar el pie sobre un taburete bajo, provisto de un almohadón, y el terapeuta puede sentarse o arrodillarse frente a él; o bien el paciente puede tumbarse sobre una colchoneta con un almohadón bajo las rodillas y el pie apoyado sobre las rodillas del masajista, el cual debe colocarse en una postura que le garantice la mayor comodidad posible.

La ambientación del lugar

En cuanto a la habitación donde se llevará a cabo la sesión de masajes, es conveniente que sea un sitio agradable, tranquilo, limpio y aireado. Debe tenerse en cuenta la soledad y el silencio. El paciente entra en un mundo donde el tacto es el único lazo de comunicación con el afuera. Cualquier ruido o agitación pueden resultar extremadamente perturbadores.

La temperatura del ambiente tiene que ser la adecuada, de acuerdo con la época del año. El paciente no debe pasar frío durante la sesión, para poder relajarse y entregarse. Es conveniente tener a mano una manta, ya que la temperatura corporal desciende a medida que el cuerpo se relaja.

Muchas veces, el uso de aceites esenciales hace que la piel se enfríe con facilidad. Para evitarlo, no es necesario prescindir del uso de dichos aceites, sino calentar el lugar, antes de la sesión. Lo ideal es mantener una temperatura de aproximadamente 21°C o un poco más. Si no se tiene seguridad de la temperatura, es preferible que esté templada a calurosa, a que se encuentre fría.

Con respecto a la luz del ambiente, es conveniente que no caiga sobre el rostro del paciente. Aunque éste tenga los párpados cerrados, la luz sobre sus ojos le obligará a tensionar los músculos situados alrededor de los mismos.

En cuanto a la música ambiental, puede o no estar presente. Hay diferentes corrientes que la sugieren o que la rechazan.

La música ciertamente crea un ambiente agradable, pero hay muchos masajistas que consideran que tiende a canalizar en otro sentido, las profundas corrientes de comunicación que se experimentan. Es inevitable que la música impregne todo con su atmósfera.

Sin embargo, sí es importante el silencio de las palabras. Es beneficioso que reine un clima de silencio, de modo que entre paciente y terapeuta se genere una comunicación basada en el tacto y en el intercambio de emociones y energías. De más está decir que sí es conveniente que se expresen palabras que alerten de alguna dolencia o incomodidad.

Si el lector está deseoso de dedicarse a esta grata tarea de los masajes, y compartir con los pacientes las ventajas que los mismos ofrecen, debe tener en cuenta algunos puntos sobre los preparativos previos a la sesión. En otro capítulo, nos explayaremos sobre el "mantenimiento personal del terapeuta".

Es sumamente importante que el terapeuta sea cuidadoso en extremo de sus manos, ya que las mismas son el punto de contacto con el masajeado.

Antes de cada sesión, es imprescindible estar atento a ellas y a determinadas características:

• Las uñas deben estar lo suficientemente cortas (lo más posible) para no lastimar a quien reciba el masaje.

• Las manos deben ser lavadas cuidadosamente, antes de cada sesión, ya que cualquier huella de suciedad o de alguna sustancia pegajosa, será advertida. De más está decir que resultará una falta de respeto hacia el paciente.

• Se debe controlar la temperatura de las manos, antes de dar el masaje. Si están frías, se las puede frotar con vigor, hasta entibiarlas. Si están sumamente heladas, acercarlas a un calentador o al fuego.

Con respecto a la indumentaria de quien ofrece el masaje, lo ideal es que pueda trabajar con ropa amplia y cómoda, que le permita libertad de movimiento. La misma debe ser preferentemente de colores claros.

Si el masajista tiene el pelo largo, lo adecuado es que lo lleve atado, de modo que no caiga sobre sus ojos impidiéndole trabajar con comodidad.

Es ideal tener un vaso de agua fresca o de jugos frutales, en el lugar de trabajo. Muchas veces, tanto el masajista como el paciente, sienten deseos de beber, provocados por la sesión de masajes.

Preparativos del paciente

Hay ciertas normas básicas para quien recibe un masaje. También es importante que las conozca el terapeuta, en caso de tener que informarle a su paciente.

A pesar de que lo ideal para quien recibe el masaje es estar completamente desnudo (ya que facilita sobremanera la aplicación de un buen masaje), es bien sabido que a más de uno lo intimida esta situación. Por lo tanto, y priorizando el sentirse cómodo y distendido del paciente, se le puede permitir estar con traje de baño.

Por otro lado, cabe aclarar que tanto en el shiatsu como en la reflexología, se puede estar vestido normalmente, aunque siempre conviene estar con ropas holgadas y ligeras.

Para estar completamente cómodo y relajado, el paciente debe despojarse de todo cuanto le pese (collares, anteojos, etc.).

Debe ubicarse cómodamente, siguiendo las indicaciones del terapeuta.

Es necesario que la persona que reciba los masajes se encuentre en una posición tal, que le permita tener la cabeza relajada, así como los brazos y los hombros.

Cuando todos los preparativos estén en orden, es ideal que el paciente cierre los ojos y concentre toda su atención en la respiración. De esta forma, logrará ponerse en contacto con todo su cuerpo, pudiendo estar perceptivo ante cada sensación. Se pueden realizar varias respiraciones profundas, intentando tomar un ritmo largo y suave, tanto como sea posible. La idea es que el paciente logre abandonarse, dejando que los pensamientos fluyan, sin detenerse en ellos.

A partir de ese momento, será el terapeuta quien se encargue de continuar con todas las actividades relacionadas a la sesión.

Recuerde que sí es importante, a pesar de que conviene no hablar durante la sesión, que usted como paciente pueda verbalizar cualquier sensación desagradable o de dolor.

Al finalizar la sesión, quien recibió el masaje no debe levantarse de inmediato. Es necesario quedarse un momento relajado, con los ojos cerrados, para luego (cuando se crea conveniente), abrigarse bien y levantarse suavemente.

EL MASAJE HOT COMO INSTRUMENTO DE LA SEXUALIDAD

Comunicación y contacto para una vida sexual plena

Comunicar nuestras necesidades es un ingrediente vital para la renovación y expansión continuas de nuestra sexualidad, lo cual permite mantener viva y renovada la relación.

En algún momento del proceso evolutivo que determinó los grandes cambios en las relaciones interpersonales de la especie humana, surgió el lenguaje como elemento unificador, humanizador y relacionador por excelencia. De hecho resulta imposible no comunicar. De un modo u otro, en forma gestual, analógica, verbal o digital, los mensajes afloran o se transmiten en el contexto de las relaciones humanas.

La gente se puede comunicar de muchas formas, tanto verbal como no verbalmente. Todos conocemos situaciones de la vida diaria en que una mirada o una expresión del rostro comunican sentimientos de placer, desaprobación, asombro o enojo.

Llegar a comunicarse de manera que cada uno aprenda del otro y pueda responder a sus deseos asegura que cada experiencia sexual sea única y espontánea. Poder aprender a decir lo que uno quiere previene en gran medida caer en una rutina en la que cada vez se repite lo mismo y que generalmente menoscaba los sentimientos de gozosa expectativa que tanto añaden a la experiencia.

Hombres y mujeres, pero especialmente los hombres, se ven sometidos a la expectativa social que los supone boy scouts "siempre listos" y expertos en técnicas sexuales; mucha gente cree que ser un "buen amante" significa saber, sin que se lo digan, qué es lo que ha de hacer para complacer a su pareja. Esta situación no hace más que incrementar las preocupaciones y tensiones que interfieren con el auténtico goce sexual.

Uno puede pensar que ha de saber leer el pensamiento y estar continuamente atento a los signos e indicios de lo que su pareja quiere o siente, y es posible que le parezca que la sexualidad del otro, sus respuestas y el hecho de tener o no un orgasmo son a la vez reflejo y responsabilidad suya.

Dar y recibir placer dependen de la entrega emocional y física de ambos. La pareja debe compartir la responsabilidad de que sus contactos sexuales sean tan gratificantes como sea posible. Ambos pueden brindarse sensaciones de placer y excitación en un ambiente de comodidad, atención y afecto que les facilite el orgasmo a los dos. Compartir pone en juego la comunicación y la confianza; confianza en que cada uno comunicará, verbal o no verbalmente, lo que siente y lo que le gustaría. Y la confianza permite que los dos se sientan libres para concentrarse realmente en el propio placer.

Es natural que uno se encuentre un poco incómodo cuando empieza a comunicarse directamente sobre cosas referentes a lo sexual. A la mayoría de nosotros no nos dieron muchas ocasiones de practicar la comunicación sexual mientras crecíamos. Reconocerlo así hará que les sea más fácil brindarse apoyo recíproco. Decir cosas como "Sé que te sientes incómodo/a, porque a mí también me pasa" o "Sabes que me ha costado decir eso" sirve para que el otro se sienta estimulado y apoyado, porque ayuda a la comprensión.

No olvidemos que resulta de suma importancia comunicarse en forma positiva. Si decimos de modo positivo "Me encantaría que me acariciaras así" y no negativamente "Así no me gusta", estamos demostrando que queremos que nuestro compañero/a lo intente, e indirectamente también le estamos manifestando que creemos que él/ella es capaz de aprender. Comunicar nuestras necesidades es un ingrediente vital para la renovación y expansión continuas de nuestra sexualidad, lo cual permite mantener viva y renovada la relación.

Es cierto que, especialmente para las mujeres, el lenguaje sexual, el de las palabras, resulta bastante difícil pues han sido criadas en un ambiente en el que las palabras sexuales, incluso las que designan nuestros genitales, eran absolutamente prohibidas. El lenguaje no sólo enfatiza el estereotipo de las diferencias sino que preserva la superioridad masculina. El cómo se designa o se nombra algo es el resultado de lo que esa sociedad o cultura decidió nombrar y la connotación que debe llevar. Un ejemplo de esto es que para el clítoris, siendo una parte importante de la anatomía femenina, tenemos un solo nombre, que es el nombre científico. No hay nombres coloquiales que lo designen.

Por el contrario, los varones desde pequeños juegan con la posibilidad de nombrar los genitales y las situaciones sexuales con total desparpajo. Hay una diferencia muy grande en la educación que recibimos hombres y mujeres en este sentido. Eso hace que cuando las mujeres escuchan esas palabras el impacto que sienten sea la mayoría de las veces desagradable, porque el lenguaje de hombres y mujeres es muy diferente. Las mujeres están más acostumbradas a nombrar con eufemismos, mientras los hombres utilizan nombres directos, y entonces para ellas es rudo y chocante lo que para ellos es coloquial y cotidiano.

Por todo esto es importante que la pareja llegue a un código propio, personal, sin perder la posibilidad del juego ofrecida por el lenguaje.

La exploración del cuerpo de nuestra pareja en la búsqueda de las zonas erógenas

Un recorrido por las diferentes zonas erógenas del cuerpo, más allá de la genitalidad, nos enseña a obtener placer de lugares inexplorados.

Nuestros cuerpos tienen zonas neutras, que no nos transmiten placeres especiales, y otras zonas muy sensibles, que son las zonas erógenas, lugares especiales donde las caricias -y en consecuencia los masajes- producen sensaciones únicas.

Las zonas erógenas no son puntos arbitrarios: coinciden con aquellos donde se concentra gran cantidad de terminaciones nerviosas, lugares que responden ante una estimulación adecuada y su inervación les concede una especial sensibilidad.

La punta de los pezones y el clítoris en la anatomía femenina, el pene e incluso las tetillas en la masculina, entran dentro de esa categoría. Son zonas aceptadas como eminentemente erógenas. Todos podemos enumerar también las llamadas zonas secundarias, como el cuello, el centro de la espalda, las orejas, la garganta, los labios, la parte anterior de las piernas, la cola.

Despejemos algunas dudas recurrentes. ¿Toda estimulación de los pechos femeninos será entonces placentera? A veces no. Una diferencia de milímetros, una presión excesiva, o simplemente una falta de predisposición de la receptora, modifican la respuesta. Además de las terminaciones nerviosas existentes e iguales para todos, está la historia individual de las zonas erógenas, un descubrimiento necesario que cada amante debe realizar sobre el mapa de su compañero/a. Una travesía a veces por caminos cerrados o dormidos, que sólo una actitud exploradora puede ir despertando, abriendo, como una forma de enriquecer la sensibilidad y, por ende, la intensidad de la acción.

La piel mantiene registros de contactos y caricias con las personas que alguna vez nos quisieron, que nos hicieron sentir bien. Si alguien las repite podemos sentirnos amadas nuevamente. También puede suceder al revés: que quien repita los gestos de otro -ese otro privilegiado en el recuerdo- aparezca como un intruso.

A todas las mujeres les sucede esto. Cada una, inclusive sin saberlo, lleva una red en la que cada nudo es un punto sensitivo y cuyo diagrama está siempre sin terminar. Encontrar ese recorrido y continuarlo requiere de nuestra disposición a dejar correr la imaginación del otro. También necesita de nuestra atención para atrapar las sensaciones que puedan brindarnos sus gestos y actos.

¿Se localizan en partes específicas los impulsos ardientes que nos desatan algunas personas? Todos/as debemos recordar que alguna vez alguien nos provocó una corriente tórrida, quemante e incontenible por todo el cuerpo. Sin poder definir exactamente por qué ni poder localizarlo en alguna parte en especial, todo nuestro ser respiró con otro ritmo y se dejó invadir por una sensualidad arrolladora.

No todos los días se alcanzan esas temperaturas ni todos nuestros compañeros son capaces de volver a encender esos estados. Tampoco se pueden obtener por vías mecanicistas, rutinarias, encuentros sin imaginación y hasta diríamos desapasionados.

La búsqueda de la sensación perdida puede iniciarse prácticamente por cualquier parte del cuerpo. Pies, párpados, brazos, antepiernas, la nuca, el pelo y todo el resto de la superficie corporal están a la espera de ser visitados.

En verdad, todo el guante de piel que nos envasa es nuestro gran órgano sexual y puede servirnos para acceder a estos contactos cercanos con seres queridos. De piel a piel fue el contacto con nuestras madres. Si la piel tiene un lenguaje, éste es el de la ternura sensual. Este fue el motivo por el cual generaciones de culturas oscurantistas hicieron de ella un tabú, condenando a la sexualidad a los límites de la genitalidad.

El contacto y la estimulación de la piel es uno de los mayores componentes de la actividad sexual. Ella no sólo siente cuando la tocan: también percibe lenguajes de temperaturas, texturas, tersuras y vibraciones que ofician de disparador para la más variada gama de sensaciones sexuales. Aunque no seamos conscientes de ello, cuando dos cuerpos se entrecruzan, el olor, el tacto, la compatibilidad de nuestras pieles son quienes determinan la atracción o el rechazo más que cualquier otro elemento.

La existencia de lugares erógenos en todas las áreas del cuerpo es inagotable. En cada persona obedecen a un recorrido especial y distinto, no determinado por la presencia de tejidos más sensitivos o por la mayor cantidad de corpúsculos sensibles al tacto, sino muchas veces por los recuerdos guardados en esos lugares. Un hombre abraza a su mujer, comienza lentamente a acariciarle la espalda, los brazos. Es un gesto que en sí puede no ser erótico. A ella le produce ondas de relajación, de abandono, deseos de sentirse mimada, cuidada. No sabe por qué, ni siquiera es preciso que lo sepa. Importa que ella se abrió al afecto y al goce, que la simple mano recorriendo la espalda los llevó a una escena de progresivo erotismo. Sin buscarla especialmente. No es necesario, por supuesto, investigar la historia secreta de cada parte de nuestro cuerpo. Sí, imprescindible, saber que ninguna fórmula será infalible ni ningún experto podrá enseñarnos las claves. El aprendizaje pasa por el reconocimiento.

Ante tanta y tan sutil variedad de respuestas, acomete el miedo de que algunos territorios sean tan maravillosos como inaccesibles. No es para intranquilizarse: son tan accesibles como inagotables.

Las claves aparecen en las manos, a flor de piel, cuando aceptamos presentarnos verdaderamente desvestidos, desprotegidos, confiados en que nada de cuanto el cuerpo de la otra persona puede practicar sobre el nuestro vulnerará la entrega. Hay zonas del cuerpo que desean ser indagadas y descubiertas y, si estamos alertas, tendremos indicadores que nos dirán cuáles son.

El beso

El beso es el principio, es el instante único del comienzo de una relación. Es el primer contacto entre dos personas capaces de amarse durante toda una vida. Es la chispa que enciende el fuego de la pasión para sentir y gozar.

La boca, los labios y la lengua son zonas sumamente atractivas y erógenas. Con este conjunto de órganos se puede besar, lamer o mordisquear cualquier parte del cuerpo de la pareja, combinando gusto, tacto y olfato. Con ellos es posible iniciar lentamente el juego previo para un sexo supremo.

Saber besar es sumamente importante y permite expresar sentimientos y emociones. Según el clásico Kamasutra, se definen distintos tipos de beso: el "beso ladeado" cuando las cabezas de los amantes se ubican en direcciones opuestas y se produce el beso. El "beso inclinado" está cargado de afecto y de ternura, porque se produce cuando, por ejemplo, el hombre, atrae a su pareja sujetándola levemente del mentón, generando una situación delicada y sin prisas para el amor. El "beso de presión" es el que se ejerce sólo con los labios y sin el contacto de la lengua, ejerciéndolo por un lapso muy corto. De una manera más apasionada existe el "beso directo", que no es otro que el que permite un fuerte contacto de los labios de ambos amantes, dejándolos expuestos para el contacto con la lengua y el leve mordisqueo de los dientes. Es muy excitante y suele encender la pasión.

En otras partes del cuerpo el beso puede ser, según el lugar, comedido, apretado y delicado. Son los distintos tipos de besos que se pueden dar en la frente, los ojos, las mejillas, el pecho, los pezones, la zona interior de la boca, el cabello, la nuca y el cuello. Durante el período de los besos por todo el cuerpo, es recomendable no hacerlo simultáneamente, así cada uno de los amantes puede concentrarse en sus propias sensaciones y disfrutar del placer de besar o de ser besado. La intensidad de los besos en la piel puede ser mediana, fuerte o suave, dependiendo de la zona o de los gustos de cada uno.

El beso puede ser también una técnica para "masajear" de manera hot a nuestro compañero o compañera.

El mordisco

Es capaz de encontrar las más escondidas sensaciones de placer en casi todas las partes del cuerpo. Existe un mordisco provocador y otro apasionado, siendo cada uno llevado a la práctica en la justa medida para dar placer sin lastimar ni dejar marcas.

Los cuerpos, el acto sexual y los masajes

El acto sexual, más que un conjunto de recetas infalibles, es un arte desarrollado de manera creativa por cada persona y su pareja.

Las diversas posturas y juegos sexuales son variantes del juego generado en el encuentro sexual, realizadas en función del placer mutuo y compartido, con la mayor libertad e intensidad posibles. Experimentarlas vuelve a la actividad sexual más interesante y evita así que sea monótona y aburrida. Igualmente importante resulta el hecho de que algunas son más placenteras para un compañero que para el otro, siendo de gran importancia que se tomen en cuenta las preferencias de ambos.

Además, las posiciones preferidas pueden verse alteradas de tiempo en tiempo, dependiendo esto, en mayor o menor medida, de la experiencia sexual, la salud, el peso, los meses de embarazo, el tamaño de los genitales y las diferencias corporales en general. Pero la mayoría de las parejas realizan su experimentación sexual durante los primeros años de convivencia y luego se armonizan utilizando una o dos posiciones que los hagan sentir mejor y más cómodos.

En nuestra sociedad, la posición más común para realizar el acto sexual es, como dijimos, cara a cara con el hombre encima, llamada posición del "misionero". En ella, la mujer habitualmente está relajada y el hombre posee la iniciativa, situación primordial en nuestra cultura. Es una posición excelente para la impregnación, ya que la mujer puede mantener sus rodillas elevadas, después de la eyaculación de su cónyuge, aumentando las oportunidades de que los espermatozoides penetren al útero. Pero para muchas mujeres presenta desventajas. Los movimientos y la participación activa de la mujer pueden estar demasiado restringidos; la penetración puede ser demasiado profunda. Puede ser incómoda para una mujer con un compañero obeso, pudiendo llegar a ser bastante acrobática para parejas seniles o corpulentas. En esta posición al varón le es difícil contactar y estimular el clítoris de su compañera.

No existe la postura ideal; se trata de que cada persona se fabrique la suya propia, sin ningún libro de instrucciones ni de recetas mágicas. Todas las posiciones coitales, a menudo intentadas e imaginadas con contorsiones y posiciones gimnásticas, pueden condensarse en algunas posiciones básicas, menos insólitas pero mucho más accesibles a los humanos. Las variaciones descriptas de éstas son infinitas. Es verdad también que el acto sexual no debe convertirse en una proeza deportiva o una experimentación de laboratorio.

La posibilidad de utilizar una posición u otra expresa nuestra libertad motora y psicológica. Incluso las mismas técnicas pueden resultar nocivas si, lejos de realizarse en un clima de juego y de entendimiento, se llevan a cabo en un clima deportivo para demostrar eficiencia.

Sin embargo, hay algo que no puede faltar en una relación sexual para que sea completa y con los amantes preparados para disfrutar el mayor placer: iniciar el contacto con caricias y masajes estimulantes que activen todas las funciones sensoriales para disfrutar cada roce de nuestro compañero o compañera.

Más allá de los cuerpos

Veremos más adelante algunos consejos prácticos y seguros sobre el arte de hacer el amor, que completarán el panorama. Por el momento, no está de más repasar algunas ideas vinculadas con la búsqueda de un placer sexual óptimo, aspecto indiscutiblemente central de una sexualidad plena:

• El placer y el goce surgen de la unión de sensualidad, erotismo, cuerpos y deseos.

• Cuanta más intimidad, ternura y libertad se den en la pareja, mejor será la relación sexual. Ninguna relación puede producir goce si es impuesta o forzada.

• El placer sexual se logra a través de múltiples formas de expresión: las caricias, los besos, las miradas, los masajes eróticos y no exclusivamente mediante el contacto íntimo en la cama.

• En especial para la mujer, es importante que las demostraciones de ternura y los contactos físicos se den a lo largo del día para que la relación por la noche sea más placentera.

• La pareja no disfruta de la misma manera cada vez que hace el amor porque las circunstancias son siempre diferentes. Hay ocasiones en las que el placer puede ser desbordante y en otras medianamente satisfactorio.

• En la actualidad, las parejas se sienten libres para imaginar y crear nuevas formas de relación sexual. Estas iniciativas pueden originar experiencias placenteras y gozosas más intensas.

• No vale la pena dar importancia a un fracaso al hacer el amor. Se trata de pequeños accidentes pasajeros ocasionados casi siempre por preocupaciones, tensiones, cansancio, falta de preparación.

• La atracción sexual no se origina solamente por la cercanía. Hace falta que tanto la mujer como el varón la incentiven a través de las innumerables formas que brindan la sensualidad y el erotismo.

• La conquista amorosa no termina con el compromiso ni con el matrimonio. Es necesario que la pareja se mantenga en un perenne proceso de seducción para que la relación amorosa conduzca al placer y al goce.

• La rutina es el enemigo número uno de lo placentero, al igual que la falta de respeto interpersonal.

• Los masajes, y en especial aquellos que apuntan al erotismo, son esenciales en este proceso que venimos describiendo. Descubrir en el otro, y en uno mismo, aquellos puntos de placer y estimularlos mediante el masaje es una de las mejores fórmulas para mantener encendida la pasión en una relación.

El masaje hot

El masaje hot es para dar y recibir. Es encontrar la amplitud y profundidad de las sensaciones, aumentando el placer sexual sin esperar nada a cambio. Esta concesión de placer voluntaria requiere el uso de toques y masajes, fundamentales para dar placer a la pareja y lograr un excitante clímax.

El masaje hot es disfrutado de manera especial por los amantes, más allá de que conozcan las técnicas básicas o de que sean especialistas en ponerlo en práctica. Es el efecto general de relajar y dar la oportunidad de gozar el tacto, afinando la agudeza y profundidad de los sentidos referidos a la excitación corporal y el mejoramiento de la actitud sexual en su conjunto.

El objetivo principal del masaje sensual es proporcionar la oportunidad de descubrir qué es lo que le causa placer, qué partes de nuestro cuerpo, al entrar en contacto con las manos del otro, son capaces de brindarnos un máximo placer. Es el conocimiento mutuo de los cuerpos. Es observar por parte del que da y sentir por quien recibe. Es entregarse por completo al disfrute y el goce del tacto en las zonas más sensibles y, por qué no, inexploradas.

El masaje hot localiza en nuestro cuerpo zonas de placer que, en ocasiones, ni sabíamos que existían o que podrían brindarnos un goce sexual.

Si bien el masaje hot o erótico tiene por finalidad alcanzar un orgasmo, el mismo puede ser un modo de disfrute sin la necesidad de que exista un coito.

Es un acto en el cual la pareja se brinda placer uno al otro, pero no al mismo momento: cada integrante se puede concentrar sólo en dar y luego en recibir, aumentando las opciones de alcanzar el disfrute máximo.

El masaje hot produce en las mujeres un efecto superior al beso o las caricias.

Por su parte, en los hombres, puede disminuir las dificultades de quienes poseen problemas de erección.

En síntesis, el masaje hot:

• Es un excelente comienzo para una relación sexual.

• Puede ser una experiencia sexual por sí solo sin necesidad de coito.

• Ayuda a superar problemas sexuales en la pareja.

La preparación para el masaje erótico

Para dar un buen masaje, es necesario que ambos amantes adopten una posición cómoda. La más común es que el que recibe, se acueste desnudo boca abajo y el otro, también desnudo, vaya cambiando de posición a medida que explora las distintas partes del cuerpo, desde la cabeza hasta los pies. Pero como veremos más adelante si bien es una de las más comunes, es sólo una de las posibilidades de brindar masaje hot.

El lugar adecuado

El lugar ideal para el masaje hot no debe ser necesariamente la cama. Puede llevarse a cabo en cualquier espacio donde la pareja sienta comodidad. Sin embargo, lo que debe buscarse es que sea tranquilo, que no haya interrupciones y que sea agradable.

Como los compañeros permanecerán desnudos, lo ideal es que la temperatura ambiente sea cercana a los 24º ó 25º C.

La cama o el sofá donde se ubiquen los amantes debería estar cubierta de una sábana o edredón de algodón, suave, limpio y perfumado.

La luz tenue, las velas aromáticas y la música pueden acompañar perfectamente este momento.

También unas copas con vino o champaña serán un complemento ideal para armonizar y estimular todos los sentidos.

Y, en esta época tan "comunicacional", no está demás apagar los teléfonos celulares y la computadora para que ninguna llamada ni mensaje distraiga a la pareja.

Aunque en ocasiones -especialmente antes de un coito- la espontaneidad, la furtividad y la sorpresa son ideales para estimular a los amantes, el masaje hot busca llegar a ello pero con más tiempo y placer, por lo cual, todos los preparativos y cuidados serán bienvenidos.

Aceites y accesorios

Existe una gran variedad de aceites perfumados que dejan la piel suave y agregan aroma a la ocasión. Para utilizarlo, el aceite se debe verter en las manos con cierta moderación. De esta manera, se logra una buena humectación para deslizar palmas y dedos sobre la piel sin friccionar demasiado, causando un efecto inverso al deseado. Las plumas, telas y suaves texturas son también elementos plenamente favorables para brindar placer antes y durante el masaje.

TÉCNICAS DE
MASAJE

Son muchas las variantes y las posibilidades de masaje hot. En este capítulo mencionaremos algunas de las más conocidas. Sin embargo, nada de esto es estricto. Para buscar nuestro placer y el de la pareja, podremos recurrir a uno de estos pasos o a la combinación de varios de ellos.

Es necesario recordar que cada pareja encontrará sus mejores momentos en la exploración y conocimiento de sus cuerpos y de sus sensaciones. La búsqueda de aquellos roces, caricias y masajes que permitan acceder al mayor placer.

El masaje hot es un preámbulo ideal de la relación sexual.

Si bien es muy probable que la mayoría de los hombres dispongan de una zona erógena alrededor de sus tetillas o que las mujeres posean una zona clave en sus nalgas, esto no es estricto. Por ello, con el masaje hot se debe realizar un recorrido que nos permita conocer cada rincón del cuerpo de nuestro amante y que éste haga lo mismo sobre el nuestro. Este paso previo debe realizarse con cualquier técnica o de cualquier manera: sólo hay que encontrar el más adecuado y así podremos disfrutar de un goce mayor.

Las técnicas

Para empezar

Mantener un ritmo lento y sostenido es fundamental para brindar un buen masaje. Las manos y los dedos se utilizan para ejercer una presión en el cuerpo de la pareja capaz de proporcionar un máximo placer, encontrando en cada parte del cuerpo diferentes sensaciones que hacen del masaje la preparación ideal para el acto sexual.

• Variaciones de presión: se debe comenzar con una presión firme y luego repetir dos veces cada movimiento, empleando primero una presión relajada y después una ligera con las yemas de los dedos. Al masajear con presión firme, se debe trabajar con las manos y dedos los músculos de la pareja para soltarlos y aliviar la tensión. Esto le ayudará a relajarse, física y mentalmente, y ser así más receptivo al placer creciente del resto del masaje.

• Masaje boca abajo: en esta posición se debe masajear todo el cuerpo, primero boca abajo, comenzando en el cuello y hombros, luego continuar por los brazos hasta las yemas de los dedos; a continuación descender por la espalda, sobre las nalgas y por cada pierna hasta los tobillos. Los pies pueden quedar para el próximo paso, cuando la pareja esté boca arriba.

• Masaje boca arriba: quien masajea, inicialmente, puede sentarse en la cama con la espalda sobre el respaldo y la pareja, a su vez, sentarse de espaldas entre sus piernas. De esta manera, se comienza el masaje por el cuello y los hombros, trabajando primero los brazos y después el pecho y el abdomen. Al llegar a los genitales conviene detenerse, para no provocar que se interrumpa el masaje y se pase directamente al coito. Detenerse o apenas rozar los genitales puede resultar un comportamiento muy provocativo.

• Muslos y pies: la cara interna de los muslos es una zona muy erógena, por eso se le debe brindar un especial tratamiento, amasando dicha zona con ambas manos. Al llegar a los pies, además de manipular con el dedo pulgar las zonas más sensibles de la planta, se lo puede sujetar por el tobillo con una mano, mientras se hace rotar el pie lentamente con la otra. El efecto se nota por toda la pierna hasta la pelvis y los músculos de la ingle, y la sensación producida es muy agradable.

Durante el masaje, acariciar a la pareja con las uñas puede resultar sumamente placentero. Antes de comenzar, asegurarse de que las mismas no estén rotas para no causar dolor. Moverlas de muchas formas aumenta el efecto sensual.

Para volverlo "loco"

El integrante de la pareja que brinda el masaje debe ubicarse de rodillas a los pies de su compañero/a, mientras éste se coloca tumbado boca abajo con las piernas estiradas y apenas separadas.

Se masajean sus nalgas con delicadeza de arriba hacia abajo por la hendidura que las separa. Continuar hasta el ano y el perineo.

Hacer dar vuelta a la pareja y con la mano izquierda rozar con los dedos sus piernas.

Con la otra mano acariciar y masajear el tórax. Luego hacerlo con las dos manos, especialmente en el área cercana a los pezones, pero sin llegar a ellos.

Después de unos minutos de este juego, recorrer apenas apoyando los dedos la zona que abarca desde los pezones hasta los genitales, pero sin tocarlos.

Masajear la parte interior de las piernas y el vientre.

Luego sí, dedicarse a masajear con suaves movimientos los pezones y los genitales.

Para estimular las piernas

Quien da el masaje debe ubicar al compañero tumbado boca arriba. Sujetar suavemente por los tobillos.

Recorrer con ambas manos toda la pierna masajeando la parte interior de las pantorrillas y los muslos.

Antes de llegar a la ingle, cambiar de dirección y masajear de arriba hacia abajo.

Luego tomar los muslos de costado, colocando los pulgares en la parte interior de los mismos y los demás dedos en la parte exterior y realizar masajes realizando suaves presiones con los dedos.

Repetir los movimientos en ambas piernas, sin llegar a los genitales, pero acercándose a ellos de vez en cuando.

Masajes en el pecho

Colocar a la pareja acostada sobre la cama.

Quien da el masaje debe ubicarse arrodillado a un lado del compañero/a.

Realizar masajes y caricias circulares sobre el abdomen y el pecho.

Recorrer el centro del tórax desde el cuello hasta el comienzo de la zona genital.

Jugar y masajear con la yema de los dedos el contorno del pezón.

Tomar el mismo entre los dedos índice y pulgar y presionar suavemente hasta que sintamos el placer en el cuerpo del otro.

Una vez sujetado el pezón, realizar pequeños movimientos desde su base hacia fuera, como estirándolo.

Antes del coito

El masaje hot en el área genital puede ser el mejor comienzo de una relación sexual placentera.

Quien reciba el masaje debe acostarse y colocarse con las piernas ligeramente separadas.

Es conveniente, para el mayor placer, que antes del masaje en los genitales se realice alguna otra estimulación corporal, como besos o caricias.

Ubicar una mano sobre la zona genital, pero sin dejar de masajear con la otra, cualquier parte del cuerpo del compañero.

En este caso, el masaje genital puede acompañarse de caricias en los pezones, el abdomen, el cuello, los hombros o la parte interior de los muslos.

La mano que se encuentra sobre los genitales debe moverse en forma circular, muy suavemente, sin presionar ni detenerse.

Masaje vaginal

Es una de las formas más seguras de excitar a la compañera.

La mejor manera es lubricarse la mano y con los dedos, con mucha suavidad, recorrer los labios vaginales desde el ano hacia arriba.

Masajear suavemente, acariciando con los dedos los labios externos e internos.

Al sentir que la compañera se excita, retirar la mano y volver a repetir ese movimiento, como haciéndola desear algo que quiere.

Los dedos indicados para estos movimientos son el índice y el pulgar.

Juego de dedos

Con los dedos lubricados o humedecidos, colocar el índice dentro de la vagina.

Realizar suaves movimientos de afuera hacia adentro.

Luego agregar el dedo mayor y continuar con esos movimientos.

La idea es "jugar" con esos dos dedos dentro de la vagina, masajeando sus paredes interiores.

Posteriormente colocar el dedo pulgar sobre el clítoris y estimularlo con suaves masajes circulares.

Con cuidado

El clítoris es la parte más sensible de los genitales femeninos. Por ello debe ser tratado con cuidado para que la piel de la mano -más fuerte y resistente- no lo lastime.

Para lograr el mayor placer es preferible comenzar estimulando los labios vaginales y luego el clítoris.

Hacerlo suavemente, masajeando en círculos, separando su piel y practicando pequeñas presiones sobre la zona.

La masturbación como masaje

Al comienzo de la relación, cuando la pareja se está conociendo una buena técnica de reconocer algunas zonas erógenas del compañero, es acompañar sus manos mientras se masturba. De esa forma, tanto sea el pene como el clítoris, podremos saber en qué lugares y de qué forma el amante goza más.

Doble masaje

Comenzar a masajear y a estimular la vagina y el clítoris con los dedos índice o mayor. Posteriormente, ubicar el pulgar sobre el ano y realizar con el mismo movimientos circulares alrededor del mismo.

En este masaje el ano no debe penetrarse, sólo alcanzará con realizar suaves presiones sobre el mismo.

Este es el lugar

Como venimos describiendo, la búsqueda de las zonas erógenas es fundamental para lograr el mayor placer. Sin embargo, una vez descubiertas las mimas, es posible que logremos una sensación de éxtasis mayor, si, conociendo las zonas de mayor goce, masajeamos sus cercanías sin llegar a tocar las mismas.

La proximidad de nuestros dedos o manos a la zona erógena de la compañera o compañero provocará en el otro un deseo aún mayor de ser acariciado y masajeado.

Este masaje puede ser acompañado de besos, lamidas y pequeños mordiscos.

Arriba y abajo

Ubicar a la compañera echada sobre la cama, boca arriba.

Arrodillarse a su lado e inclinarse sobre el abdomen para lamer y besar el vientre.

Colocar una mano en los pechos y otra en la vagina.

Mientras se besa con suavidad, casi con ternura el abdomen, las manos deben masajear al mismo tiempo los pechos y la vagina.

Al conocer a la pareja, podremos estimular tres zonas erógenas al mismo tiempo.

La culminación de esta técnica de masaje hot será un coito placentero.

En los muslos

En muchas mujeres los muslos son zonas de estímulo.

Los mismos pueden masajearse con suavidad.

El movimiento indicado es desde la proximidad de los genitales hasta las rodillas y desde el interior de los mismos hacia el lado exterior.

El placer aumenta si se realizan al mismo tiempo, con una mano en cada muslo.

Uno a uno

La vagina es una zona de extremo placer. Cada punto, cada milímetro puede representar una zona altamente estimulante para la mujer.

Una buena técnica de masaje, para practicar con suavidad y manos lubricadas, es tomar los labios vaginales de a uno, entre el índice y el pulgar y realizarse caricias y masajes apenas imperceptibles, deslizándose y presionando lentamente.

Esto se debe hacer de a uno por vez y continuando sólo si la compañera manifiesta un goce profundo.

Simple y efectivo

Colocar uno o dos dedos dentro de la vagina.

Realizar un masaje suave y pausado, pero sin detenerse.

Moverse sólo de adentro hacia fuera, deteniéndose cada tanto y dejando el dedo allí adentro, sin moverlo.

Al detenerse, besar los pezones.

En círculo

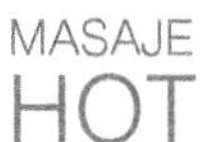

Realizar un masaje vaginal con uno o dos dedos dentro de la misma.

Efectuar un movimiento circular que permita recorrer las paredes internas de la vagina.

Triple placer

Usando tres dedos de la mano, colocar el mayor dentro de la vagina, efectuando movimientos lentos.

Los otros dos dedos -el anular y el índice- deben recorrer los labios vaginales, pero sin penetrarla.

El goce puede aumentar y disfrutarse más si la mujer se estimula el clítoris.

Tocar para entrar

Si bien esta técnica hace más efecto en las mujeres, los hombres también sienten extremo placer.

La técnica requiere tomar el pezón entre los dedos índice y pulgar.

El pezón debe ser tratado con fuerza, pero sin dolor. Se lo debe sujetar, estirar, presionar, soltar y volver a tomar.

Los demás dedos pueden recorrer el área próxima al pezón.

El pulgar mágico

Esta técnica se lleva a cabo colocando el pulgar dentro del punto G interno de la vagina.

El movimiento del mismo debe ser circular y continuo, efectuando algunas presiones periódicas.

El resto de la mano debe posicionarse sobre el monte de Venus, recorriendo el mismo y el clítoris alternadamente, pero sin dejar de estimular la vagina por dentro con el dedo pulgar.

De a poco

El masaje hot puede iniciarse como una sesión de masaje relajante.

Para ello bastará con recostar a la pareja boca abajo, recién bañada y sin ropas.

Cubrirle las nalgas con una toalla y dedicarse sólo a masajear la espalda y las extremidades, simulando un masaje descontracturante, pero dejando abierta la puerta a la caricia y al roce erótico.

Una vez que el clima sea adecuado, que la pareja se reconozca, se sienta cómoda y en clima, allí podemos iniciar alguna de las técnicas mencionadas u otras que sean del placer de los compañeros.

Paso a paso, una rutina completa

Como hemos dicho, no hay recetas mágicas en esto. Sólo sugerencias y consejos que cada pareja debe tomar para encontrar su propio camino. Una secuencia arbitraria podría indicar el siguiente itinerario para recorrer a nuestra pareja y practicar un masaje hot eficaz:

• Empezar por la espalda y los hombros.

• Seguir por la parte posterior de los muslos.

• Dar vuelta al otro y realizar suaves caricias sobre el pecho.

• Hacerlo con suavidad y usando sólo la palma de la manos.

• Concentrarse en el cuello, los hombros y el rostro buscando que el otro cierre los ojos y se concentre en recibir placer.

• Lentamente abandonar el tronco y recorrer las piernas hasta llegar a los pies.

• Esto debe hacerse sin tocar las zonas erógenas o genitales y con mucha suavidad.

• Regresar arriba y usando los dedos masajear la cabeza, la nuca y la parte posterior de las orejas.

• Volver a recorrer todos los lugares masajeados, pero esta vez efectuando no caricias sino movimientos circulares y suaves presiones con la yema de los dedos.

• Una vez logrado el clima de relax comenzar estimulando los pechos, los muslos y las zonas más próximas a los genitales.

• En este punto el compañero o compañera están en condiciones de recibir un masaje hot más específico. Aquí ya podemos pasar a algunas de las técnicas que hemos visto, a nuestra experiencia o a dejarnos llevar por el momento en búsqueda de la sorpresa y el goce sexual.

El masaje tántrico

El masaje tántrico incluye dos sensaciones. La primera es la propia; la segunda es la que el/la otro/a siente al ser tocado/a. El ejercicio de masajes tántricos enseña a conectar con esa sensación ajena como si fuera propia. Veamos los pasos:

• Caricias y masajes básicos: Sin hablar, acariciarse primero con movimientos circulares y después de arriba abajo. Evitar los pechos y los genitales. Acariciarse suavemente durante 15 minutos. Por la noche, repetir las caricias y los masajes durante 30 minutos, e imaginar que reciben el toque que dan a su pareja.

• Después de completar el primer paso. Tumbarse juntos muy cerca pero castamente, en la postura de las cucharas (si resultara muy tentadora, tumbarse simplemente cara a cara con las frentes juntas pero sin que los cuerpos se junten).

• Acariciar los pechos. El día después de haber realizado las caricias básicas, el hombre masajea los pechos y los genitales de su compañera. Empleando el mismo tipo de acción suave, describe movimientos circulares sobre los pechos, primero moviendo ambas manos hacia dentro y después hacia fuera.

• Masaje genital. Se desliza la mano o dedos desde abajo por los genitales del otro, empleando caricias muy suaves y trabajando toda la longitud del pene o vulva, sin olvidar incluir los testículos, el perineo, la vagina, los labios vaginales y el clítoris en la serie de masajes.

• Contención tántrica. Después de una hora de caricias genitales, descansar cinco minutos. A continuación, tumbarse sin moverse con ella encima y el pene dentro de la vagina hasta que la erección desaparezca.

En el capítulo siguiente describiremos en profundidad los fundamentos del tantra.

TANTRA, MASAJES, SEXUALIDAD Y ESTILO DE VIDA

En la actualidad la filosofía del tantra se ha propagado por Occidente. Esta forma de vivir la sexualidad está absolutamente relacionada con aquellos amantes del masaje hot. La finalidad de bucear en la relación de pareja y extender los momentos de goce convierte a quienes practican el masaje erótico en individuos interesados en los conceptos del tantra. Para ellos, este capítulo pretende plantear los conceptos básicos de esta cultura oriental.

¿Qué es el tantra?

El tantra es el culto del éxtasis. El placer y el éxtasis son celebrados en el tantra en todo aquello que sea bello y sensual a la vista, al gusto, al olfato, al tacto y al oído. El tantra conduce, por eso, y entre otras cosas, a un refinamiento de los sentidos.

El tantra es una ciencia mística que entiende que existe una unidad entre individuo y universo y que actúa para potenciar esa unidad, por eso las personas que quieran comprenderlo deben estar dispuestas a sumergirse en una activa meditación interior.

El tantra es, además, una manifestación de la sensibilidad del hinduismo que abraza toda forma de creatividad y expresión, como la danza, la música y el masaje. El tantra todo lo abarca porque trata con energías universales, que están en todos lados, en el propio individuo y en todo lo que éste produce.

El propio significado de la palabra tantra, en sánscrito tejido o telar (entendiendo a este como el que todo lo une, como lo que todo lo abarca, como lo universal), expresa la fuerza de la unión; unión de todo lo que existe en el universo, unión que se manifiesta y se expande continuamente como una ola cósmica formada por diferentes energías. El tantra entiende que todos los seres humanos son parte de esa ola cósmica como lo son todo tipo de energía y materia. El tantra incluye, por esto, a todo lo humano: pensamientos, acciones y materia física.

Esta visión que propone el tantra, del universo como una serie de energías entrecruzadas (como las telas de un telar), se traduce en una práctica mediante el cual el tántrico se conecta con lo más sagrado a través del éxtasis físico. En esta milenaria visión convergen, por otra parte, rituales, mitos, filosofía y una tupida red de signos y símbolos provenientes de las versiones más antiguas del hinduismo.

Aunque el tantra como cuerpo filosófico va conformándose a partir del siglo IV d.C. (en manuscritos llamados, justamente, tantras, redactados en sánscrito o en lenguas vernáculas), sus raíces se pierden en la noche de los tiempos. Muchos de sus más significativos principios iniciáticos cuentan con más de cinco milenios de antigüedad. El tantra, así, se convierte en una de las más antiguas formas de conocimiento acerca del hombre y de su sexualidad, conocimiento que se expande y resiste gracias a su poder de brindar beneficios concretos a sus practicantes.

El tantra dice sí a la vida, lanzando ese poderoso sí a todas las experiencias que los hombres más apreciamos cotidianamente como el amor por nuestros amantes o nuestros hijos, o el intenso goce que pueden producirnos la naturaleza, las artes o la contemplación de la belleza. El tantra, con este ¡sí!, afirma que en lugar de suprimir el placer y el éxtasis en todos sus matices, podemos encausarlos para obtener de ellos una fuente de energía sin precedentes (esto, claro, en contraste con el firme y duro ¡no! que lanza la tradición brahmánica oficial en la India: un no contra el mundo, contra el goce, contra el placer). En el tantra, entonces, toda la vida (en cada uno de sus aspectos, incluyendo la sexualidad) es celebrada como sagrada.

Abrazando el tantra los seres humanos se tornan más completos y más reales, ya que el mismo permite descubrir partes de la propia sensualidad dormidas y reprimidas. El tantra, además, enseña a usar la energía que en esas zonas dormidas y reprimidas existe para el propio mejoramiento y la propia evolución.

Por eso familiarizarnos con el tantra nos ayuda a disfrutar de la vida más allá de la pena o el dolor, que siempre deben ser entendidos como pasajeros. Para esto, para disfrutar de la vida de manera plena, el cuerpo físico debe cultivarse con gran esmero, ya que se convierte en un templo para la experiencia sagrada, en un templo donde se encuentran lo individual con lo universal o el individuo con lo sagrado.

El tantra es, después de todo, una forma de vivir y de actuar donde sólo la disciplina en actos auténticos, tanto físicos como mentales, puede cambiar el cuerpo y la conciencia (la simple lectura, entonces, no será suficiente).

Tantra, el sexo ritual

El tantra, dijimos, no es una creencia o una fe, sino una forma de vivir y de actuar. Hoy día lo conocemos por los textos manuscritos llamados tantras redactados, como dijimos, en sánscrito o en lenguas vernáculas. Solamente unos pocos de los textos que sobreviven han sido publicados y son menos aún los traducidos al castellano. Fueron compuestos en el enorme continente que es la India (lo llamamos continente porque contiene en su interior diversas lenguas y culturas), en distintos períodos y lugares, a modo de enciclopedias de filosofía y copiados y aumentados muchas veces a lo largo del tiempo.

Estos textos recibieron el nombre de tantras e incluyen información sobre conocimiento espiritual, tecnología y ciencia. Como en todo texto antiguo, su lenguaje es poético y, en ocasiones, ambiguo; esto, porque ciencia y poesía van, en ellos, de la mano (incluso los conocimientos más prácticos están escritos en formas bellas y poéticas; las metáforas, por ejemplo, son muchas y muy luminosas).

En estos textos la energía sexual es considerada la fuerza más poderosa con la que cuenta el ser humano, fuerza que afecta todo lo que el individuo realiza desde el nacimiento hasta la muerte. El éxtasis sexual es visto como una posibilidad de experimentar la divinidad.

El tantra fue cultivado en Oriente como una ciencia y un arte que consisten en prolongar el punto más alto del éxtasis sexual. Los hindúes descubrieron que el acto de hacer el amor puede convertirse en un vehículo natural para explorar estados elevados de conciencia en tanto se profundice en la intimidad de los dos compañeros o amantes. No existe meta en el sexo tántrico, sólo el momento presente de perfecta y armoniosa unión entre la pareja.

Así, el sexo dentro del tantra es meditativo, espontáneo e íntimo; lo que se busca es proyectar la energía del orgasmo no hacia la disipación sino hacia estados de conciencia elevados. Esto transporta la propia sexualidad desde el plano del hacer hasta el plano del ser, enseñando a reverenciar al compañero y a transformar el acto del sexo en un sacramento del amor.

Muchas personas han tenido, seguramente, la gran fortuna de experimentar momentos en el amor donde los límites se disuelven, momentos donde la interconexión con el amante es tal que los miembros de la pareja se vuelven uno. Esta experiencia, desafortunadamente, no es usual.

El tantra nos enseña a elevar y prolongar esta conexión mágica que se desenvuelve entre un hombre y una mujer cuando ellos se pierden en el éxtasis del amor y consiguen fundir la naturaleza dual de su sexualidad en una extática unión; una unión donde lo masculino y lo femenino se vuelven partes de un todo como en el símbolo chino del ying y el yang.

Los occidentales no hemos sido entrenados en la destreza requerida para extender este fugaz momento, pero existen desde la antigüedad técnicas específicas que han sido desarrolladas para desenvolver y sostener estos estados. Por esto, en la India los tántricos pasan muchos años bajo la guía de maestros espirituales aprendiendo rituales y técnicas yóguicas de purificación y dominio del cuerpo y de la mente. Estas prácticas despiertan el poder de sus energías psíquicas y les permiten alcanzar elevados estados de conciencia.

Tantra, transformar la divinidad latente en suprema

El tantra nos propone elevar nuestra conciencia hasta fundirnos con la divinidad; se parte de la idea de que en cada uno de los seres humanos existe la divinidad, en forma latente; el proceso de transformar la divinidad latente en la divinidad suprema se conoce, justamente, como tantra Sádhana.

La divinidad que duerme en el hombre se denomina, en el lenguaje de los tántricos, Kundalini. El auténtico espíritu del tantra Sádhana consiste en infundir una vibración en la Kundalini e impulsarla hacia la meta espiritual.

Para lograr la auto trascendencia se emplean diferentes tipos de rituales, ellos incluyen, claro, a la sexualidad sacralizada. El tantra enseña que no hay una separación entre lo divino y el mundo cotidiano, sino que lo divino puede ser encontrado en la existencia ordinaria.

Método para lograr la vibración de la Kundalini, el tantra consiste en instrucciones para el culto, prácticas de iniciación, meditaciones, utilización de sílabas sagradas (mantras) e imágenes interiores (yantras).

Si bien en Occidente sólo se ha conocido la parte del tantra que refiere a las prácticas sexuales, hay que entender que los diversos ejercicios sexuales que nos propone la disciplina se consideran una clave antiquísima para alcanzar la felicidad sexual y la fuerza física, pero también para elevar el espíritu y la mente. El tantra occidentalizado es un tantra de bases y paredes endebles.

La práctica del tantrismo como una especie de gimnasia sexual es, entonces, inadecuada e incompleta. En una iniciación inimaginable para el hombre occidental, al discípulo del tantra se le transmiten conocimientos detallados sobre el comportamiento sexual humano y la intensificación del placer, pero también sobre métodos para elevar el espíritu y hacer volar la propia conciencia hasta allí donde el individuo se funde con lo sagrado, hasta el magma primigenio, hasta el punto de fusión de todo lo creado. Esto es lo que transforma al tantra en un culto y lo diferencia de una mera gimnasia.

Pero si bien el tantra es un culto, no es una religión, y un ritual tántrico no es una misa pagana, sino más bien la repetición de actos significativos destinados a liberarnos de la rutina cotidiana para así acceder a las realidades supremas ocultas en nosotros mismos.

Tantra, uno más uno es uno

El tantra propone la unión completa entre hombre y mujer. La pareja que se encuentra sexualmente a través del tantra es una pareja formada por individuos completos, porque cada uno de ellos, como individuo, se conecta con la divinidad y se transforma en un ser total. La pareja que copula, entonces, se convierte en la unión de dos entidades divinas, opuestas y complementarias.

El hombre y la mujer, en el tantra, deben ser entendidos como personificaciones de las fuerzas primigenias del ying y del yang; si bien cada uno es uno y particular lo más importante es que logran fundirse en una unidad que tiene sentido y existencia propios; los amantes están tan íntimamente unidos entre sí que no existe diferencia entre ellos.

En la experiencia de la totalidad, en la unión total y la fusión física, anímica y espiritual, el hombre participa de su origen: se encuentra con su divinidad, la unidad, la iluminación. El tantra todo lo abraza. Así como todo lo abraza, los opuestos son vistos como complementarios y el concepto femenino y masculino son vistos como polaridades que se encuentran en todo ser humano.

Así, en el tantra, un hombre puede explorar su suavidad, su receptividad, su vulnerabilidad (es decir, sus aspectos femeninos), esto le permitirá relajarse y hacer el amor sin meta alguna, permitiéndose recibir. La mujer, por su parte, puede conducir el acto sexual tomando la iniciativa, guiando y dando placer a su compañero.

A pesar de esto el hombre no pierde su masculinidad ni la mujer su femineidad.

Simplemente ellos expanden su potencial para incluir la otra polaridad; cuando ambas polaridades se funden los amantes se sienten ingresar en una nueva dimensión, sienten que comprenden el sentido de lo sagrado, que pueden acceder al manejo de la fuerza de la vida misma.

Esta conexión entre los amantes y entre ellos y la divinidad proyecta la conciencia desde el plano físico hacia el plano del poder y la energía. Así, el tántrico se siente unido a través de su pareja a todo lo que vive y ama, siente que es parte de la gran danza de la existencia misma, siente que es uno con ella.

A los ojos del tantra, entonces, hombre y mujer son uno (podríamos decir, entonces, que el tantra es aquella disciplina que nos enseña que no siempre uno más uno resulta igual a dos; en el tantra uno más uno, aunque parezca paradójico, es igual a uno). Esto es posible porque se parte de la idea de que, en el inicio de todo, existe una unidad original. El fin supremo del tantra es llegar al conocimiento sobre esta unidad primera.

Tantra, la fórmula sagrada

El tantra es una disciplina, dijimos, antiquísima. Su fórmula no ha sido investigada en laboratorios modernos, sino experimentada y comprobada a través de milenios en el laboratorio del cuerpo humano por científicos Yoguis, Lamas tibetanos que no fueron conducidos por un deseo comercial, sino por un deseo espiritual de conocimiento y de liberación. La búsqueda, siempre, estuvo dirigida por el deseo de liberarse de las sensaciones cotidianas a través de la profundización de las mismas (es por esto que la disciplina es conocida, como ya expresamos en nuestro libro, como el culto del éxtasis).

La antigua y compleja procedencia de los textos que nos enseñan los tantras hace que los mismos (como los tratados avanzados de la ciencia occidental y debemos entender que los tantras mismos son tratados científicos, sólo que producidos en otro tiempo y lugar) sean difíciles de comprender sin preparación.

Los tantras requieren un entrenamiento previo para ser comprendidos en su totalidad, porque la del tantra es la disciplina espiritual que trabaja directamente con la energía sexual. Incluye, claro, ejercicios que ayudan al practicante a llevar la atención a todas las sensaciones del cuerpo.

Estas técnicas que nos propone el tantra ayudan enormemente a los practicantes, que aprenden, a través de los mismos, a liberarse de las tensiones y preocupaciones cotidianas, ya que el cuerpo, la mente y las experiencias pasadas interfieren en nuestro despertar espiritual y en nuestra habilidad para el amor. Esta disciplina, entonces, no nos propone una mera guía de prácticas sexuales sino que debe usarse para remover nuestros pasados hábitos mentales, psíquicos y emocionales y así lograr la liberación.

Tantra, las diversas tradiciones

El tantra es la enseñanza de la aceptación total; esto, porque en el tantra no hay bueno ni hay malo, todo es aceptado tal como es, todo lo que existe es sagrado.

El del tantra es un mundo antiguo y complejo. De su antigüedad depende su propia complejidad, porque a medida que el tiempo fue pasando se fueron desarrollando diferentes tipos de tantra todos con una raíz común, pero todos diferentes. Estos diferentes tipos de tantra manejan el mismo tipo de información y de conocimientos, pero las propuestas que nos hacen son diferenciables (aunque sea, en ocasiones, por matices).

Las diversas tradiciones nos dejaron tres tipos de tantra. Cada una de ellas es tantra, y los practicantes todos son tántricos, porque buscan la elevación a través del goce, pero existen entre ellas diferencias palpables -aunque a veces no a nivel práctico sino filosófico o religioso-. Esto porque las 3 tradiciones de tántricos parten de cosmovisiones diferentes. Las tres clases de tantra son:

- Tantra hindú.
- Tantra tibetano.
- Neo-tantra.

Existen muchas diferencias entre el tantra hindú y el tantra tibetano. Mientras que el tantra hindú está relacionado profundamente con los dioses hindúes, el tantra tibetano está relacionado con las deidades budistas.

El neo-tantra ha nacido de una mezcla de tantra hindú, tantra tibetano y psicología occidental. Es una mixtura moderna que surgió en el siglo XX, y que se popularizó en occidente. El neo-tantra no tiene deidades. Veamos algunas características de estos 3 tipos de tantra:

El tantra hindú

Fue desarrollado para ser cultivado por las clases altas de la sociedad, recordemos que la India es una sociedad de castas, es decir que existen allí individuos de diversas categorías. Al ser desarrollado para la elite (y, claro, por ella misma), fue creado para ser practicado en un ambiente socialmente cerrado. Se practica en grupos de parejas las cuales llegan a conformar una casa; la elevación espiritual a través del goce se realiza entre miembros de la misma casa. El tantra hindú se compone de diversos rituales necesarios para el progreso espiritual del devoto y su estudio debe de hacerse bajo la guía directa de un gurú. Para convertirse en gurú, el tántrico debe reunir las más altas calificaciones en lo que hace a la práctica de la disciplina, por lo que no todos pueden ser gurús o maestros de tantra. Cuando se explora el tantra hindú, el devoto debe revisar cuidadosamente al maestro y todas sus cualificaciones.

Siendo el sexo el aspecto más llamativo del tantra, debe recordarse que el mismo debe de ser utilizado en beneficio del progreso espiritual del devoto; el sexo no debe ser utilizado en forma degradante ni decadente, los rituales meramente hedonísticos no son considerados apropiados para el progreso espiritual de un devoto serio.

El tantra tibetano

Es diferente al tantra hindú. Cuando un devoto desea estudiar tantra tibetano, este devoto debe estar capacitado para ser aceptado. Además, en el tantra tibetano existen cuatro categorías que están divididas de acuerdo con la capacidad de los devotos (estas son: tantra de acción, de ejecución, del yoga y del yoga supremo). Hay que recordar que, en esta categorización, una categoría no es mejor que la otra, sino que cada una ofrece lo necesario para las diferentes capacidades de los devotos. El Lama (el gurú tibetano) determina qué clase de tantra el devoto debe estudiar. La razón por la cual se hace de esta forma es que no todos los estudiantes tienen las mismas habilidades. Por consiguiente, será más fácil para el practicante el actualizar las enseñanzas más profundamente dentro de la práctica apropiada. Al igual que en el tantra hindú, todo es considerado sagrado. En el tantra tibetano todo es la emanación de la deidad.

El neo-tantra

Es una mezcla de tantra hindú, tantra tibetano y psicología moderna. Es la forma en que el tantra se ha popularizado en Occidente y existen muchas controversias alrededor de su existencia y práctica. Muchos opinan que el neo-tantra ha sido el resultado de una mala manera de entender al tantra. Esto tiene que ver con que el neo-tantra fue expuesto, en general, por maestros dudosos que se dedicaron a explotar el costado más fácilmente atractivo del tantra, es decir, el sexual. Este es un gran problema, ya que, sin un entendimiento real de la función espiritual, elevadora y hasta terapéutica del tantra, el neo-tantra se convierte simplemente en una excusa para el sexo. Esto no quiere decir que sean malas todas las enseñanzas que provienen del neo-tantra.

Además de un neo-tantra poco serio y comercial existe un neo-tantra serio y concentrado en su tarea de mejorar la calidad de vida de las personas y en acercarlas al absoluto.

La elección de la tradición que nos resulte más adecuada deberá ser una decisión personal e informada. Bastará con acercarse a los diversos centros que enseñan el tantra y recabar información sobre los maestros y las prácticas que proponen. Mucha gente, en los últimos años, comenzó a volcarse al neo-tantra a medida que surgían escuelas serias del mismo y esto estuvo dado por una cuestión religiosa.

Las diversas tradiciones de tantra tienen, dijimos, diferentes ideas de lo religioso. El tantra hindú se basa en la adoración de los dioses hindúes, el tantra tibetano en la adoración de las deidades tibetanas. El neo-tantra no tiene deidades; esto, en un mundo moderno donde la gente tiene creencias variadas y personales, ayudó a que el neo-tantra se popularice en Occidente.

El neo-tantra no propone adorar a ninguna deidad en particular, por lo que permite adorar a lo que sea que el practicante considere que es el absoluto.

Igualmente debemos recordar que el tantra, en sus diferentes versiones y tradiciones, es una corriente de pensamiento que busca la completa libertad y realización del individuo en todos sus planos. Su origen es matriarcal, no es dogmático ni represor.

No está, tampoco, sujeto a creencias, sino que basa todo su potencial de aprendizaje en la experiencia. Es una práctica que, además, hace énfasis en la facultad femenina de producir la vida, por ende no mutila ni condena a la mujer (y a su goce) como los sistemas patriarcales.

Las cuatro clases del tantra tibetano

En el apartado anterior mencionamos que existen diversas tradiciones en relación con el tantra. También dijimos que el tantra tibetano es una de ellas y que en el mismo existen (para experimentar lo sagrado, para encontrar aquello que nos hace sagrados) cuatro clases de tantra. Estos son:

- El tantra de acción.
- El tantra de ejecución.
- El tantra del yoga.
- El tantra del yoga supremo.

Para comenzar podemos decir que en el tantra de acción se hace hincapié en las acciones externas, que en el tantra de ejecución se da la misma importancia a las acciones externas que a las internas, que en el tantra del yoga se pone mayor énfasis en las acciones internas y que el tantra del yoga supremo es el más elevado y completo de los cuatro.

En las cuatro clases de tantra se transforman los placeres sensuales en el camino espiritual y se busca experimentar lo divino para elevar la conciencia, pero los métodos para hacerlo son diferentes. Pasaremos a explicar brevemente cada una de las técnicas:

- En el tantra de acción, el meditador genera gozo al mirar a una deidad y luego transforma este gozo en el camino espiritual, en el camino para lograr la liberación.

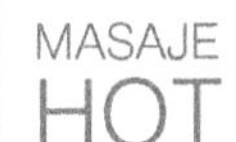

• En el tantra de ejecución, el meditador genera gozo al imaginar que la deidad le sonríe. La práctica de este tipo de tantra es recomendable para aquellos que ya practicaron la especie de tantra anterior -ya que, como vimos, requerirá más de la imaginación del practicante-.

• En el tantra del yoga, el meditador imagina que la deidad lo toma de la mano. Esto requiere de un mayor uso de la imaginación que las especies de tantra mencionadas anteriormente, ya que nuestra mente deberá ocuparse no sólo de generar la imagen visual de la deidad sino también las sensaciones que provoca su tacto y también, por qué no, su olor.

• En el tantra del yoga supremo, el meditador genera gozo al imaginar que entra en unión sexual con la deidad. En etapas más avanzadas, realiza este mismo acto de imaginar que se copula con la deidad mientras se mantienen relaciones con la propia pareja, que, de pronto, se convierte en deidad (o mejor: de la que descubrimos, de pronto, que se trata de una deidad, porque en todos existe lo divino y todos somos divinos y sagrados). Debe tenerse en cuenta, sin embargo, que resulta muy difícil utilizar este gran gozo como método para alcanzar la iluminación, ya que esto requiere de mucha práctica y concentración, como dijo el gran Mahasidha Saraha: "La mayoría de las personas consideran el gozo sexual muy importante y hacen un gran esfuerzo para poder experimentarlo, pero muy pocas saben cómo transformarlo en el camino espiritual".

Tantra, despertar el potencial

Porque nos enseña a transformar el goce sexual en el camino espiritual, porque nos enseña a encontrarnos con lo sagrado, el tantra es una herramienta formidable para la transformación humana.

El tantra nos propone un camino que conduce a la liberación; liberación que comienza por el cuerpo. El cuerpo físico es, para el tantra, el inicio de la búsqueda espiritual, es el templo dentro del cual el individuo juega el juego de la vida.

El tantra comienza desde las raíces para poder conocer las alas, la práctica para acceder a lo inmaterial se realiza con lo material, con el cuerpo mismo (el espíritu, lo inmaterial, se eleva así a través del goce físico que se convierte, a través del tantra, en elevación o goce espiritual). Muchos sistemas de espiritualidad niegan el cuerpo, el deseo y el sexo, pero el tantra acepta al cuerpo como sagrado, al deseo como puente de trascendencia y al sexo como fuente de placer, de meditación y de éxtasis espiritual. Es por esto que el tantra es una práctica superadora, su fin mismo es la superación de las barreras que dividen a lo físico de lo espiritual, a lo individual de lo universal, a lo profano de lo sagrado.

El tantra, entonces, nos ayuda a despertar el potencial dormido en nuestros cuerpos, aquello que nos permite que, a través del sexo, podamos elevar el espíritu. Se comienza con conocimiento del cuerpo, del sexo y de sus funciones.

El cuerpo necesita atender varios aspectos para tener salud, para poseer mayor caudal energético y así vibrar en armonía con el universo que es un gran cuerpo. Esto nos enseña el tantra: nos enseña a atender a aquellos aspectos esenciales, a aquellos aspectos que nos permiten ser mejores.

Pero la finalidad última no es el goce corporal, sino la conexión con lo divino o sagrado, por lo que, por más que se comienza con el conocimiento del cuerpo y con la exploración de la propia sexualidad, se realiza esto como medio para, a través de la misma, acceder a nuevos o más elevados estrados de la conciencia o del espíritu. Esto es lo que, en definitiva, busca el tántrico y no el mero goce.

Tantra, cuando el sexo es sagrado

El tantra nos propone derribar antiguos dogmas, nos invita a un viaje por un mundo nuevo, un mundo donde las esferas del espíritu y la de la materia no están separadas sino interconectadas por un punto de unión mágico, el del sexo.

El tantra nos invita a olvidarnos, entonces, de la proposición cristiana (y cartesiana) que nos enseña la división de lo material y lo inmaterial. El del tantra es el camino mágico que se encuentra a través de la sexualidad trascendente capaz de unir espíritu y materia de la misma forma gozosa en que se unen hombre y mujer.

Con el tantra no es necesario esperar al cielo para lograr el goce absoluto. En el cielo cristiano, recordemos, el éxtasis se logra con la visión de la divinidad. El tantra nos propone visualizar a la divinidad (y alcanzarla) a través de la práctica sexual ritualizada.

Con el tantra, entonces, no hace falta renunciar al cielo para disfrutar del goce terrenal, porque el tantra dice:

"Todo lo que es parte de la naturaleza
merece ser respetado, todo lo que es natural
tiene un sentido porque la vida en su conjunto
es sagrada".

Las grandes religiones monoteístas se propusieron controlar todos los aspectos de la vida del individuo. Se enseñó a los hombres que el goce en la tierra no sólo no era bueno sino que era condenable, y que el verdadero goce sería espiritual y se daría en el cielo una vez que el individuo abandonase su cuerpo terrenal, fuente de corrupción y suciedad. Imponer esta cosmovisión era necesario para justificar la miseria en que los religiosos sumían a los pueblos con su dominación (recordemos que sólo en los últimos siglos la función gubernamental se separó de la religiosa, y que en la antigüedad los reyes ocupaban también el lugar de sumos sacerdotes). Prometer una vida futura de goce era una manera de mantener calmos los ánimos de los oprimidos.

El tantra, lo dijimos, no es una religión. Es un culto, pero para practicarlo no es necesario poseer creencias determinadas. Cualquiera puede acceder a la práctica del tantra y para todos será beneficiosa, ya que con el tantra aprenderemos que el goce físico nos eleva y nos enseña a encontrarnos con nosotros mismos.

A diferencia de las grandes religiones monoteístas, el tantra no propone que el cuerpo es sucio y corrupto sino que el cuerpo es hermoso y fuente de divinidad. El goce corporal, entonces, se convierte en el tantra en necesario y recomendable. El tantra es una disciplina de liberación.

El tantra propone algo tan revolucionario para los occidentales como la idea de que el cuerpo es sagrado, de que el amor y el sexo son una parte esencial de la vida de las personas. En el tantra tanto el sexo como el amor (que son misterio) son una manifestación de la divinidad que todos los individuos llevan dentro, y por lo tanto son sagrados.

Frente a unas religiones occidentales, entonces, que proponen que la sexualidad es algo oscuro y condenable (esto llevó a que ni siquiera en el matrimonio el sexo pudiese ser fuente de goce, ya que se lo relegaba a cumplir una función meramente reproductora), el tantra propone que el sexo es sagrado.

Tantra, las mil y una formas de amar y gozar

En Occidente, como dijimos, los últimos dos mil años fueron años de represión sexual. Se intentó que la sexualidad se practicara únicamente como método reproductivo y esto se debió al enorme poder que el sexo tiene. Si se controlaba la sexualidad de los individuos, se controlaba a los individuos. El tantra, en cambio, propone la liberación del individuo a través de la práctica sexual.

La condena del sexo fue acompañada por una condena del cuerpo, pero en especial se manifestó en una condena del goce sexual de la mujer. Desde la historia de Adán y Eva se enseña en Occidente que lo que la mujer tiene para ofrecer (la manzana) es sucio e inmoral.

Se consideró a la mujer tentadora y causa de todos los problemas. Se la convirtió en un ser sin capacidad de decidir sobre el propio cuerpo, que pasó a formar parte de las propiedades de su marido, que decidía cómo utilizarlo para su propio goce.

En el tantra todo es diferente y la unión de hombre y mujer es sagrada porque se concibe que lo sagrado es, justamente, el encuentro de las polaridades femenina y masculina. Frente a un Dios varón, como proponen las tres grandes religiones monoteístas, el tantra nos propone una divinidad que es, a la vez, hombre y mujer, porque surge del encuentro de los opuestos (como en el símbolo chino del ying y el yang).

El tantra nos propone la ceremonia sagrada del Maithuna: es la ceremonia del amor, porque se lleva a cabo a través del encuentro sexual de los amantes. Esta unión no es considerada pecaminosa sino sagrada.

Para el amante tántrico su amada es la encarnación de la deidad (la shakti) y en ella habita una fuerza que hay que saber despertar, no hace falta que la mujer sea una reina de la belleza, para su amante se convertirá en una diosa durante la cópula, porque el encuentro sexual permitirá aflorar lo divino que hay en ella.

En la ceremonia del Maithuna, entonces, el varón deberá acercarse a la mujer con devoción y respeto, y la habitación deberá estar bellamente decorada. Habrá cojines por los suelos, frutas y flores para regalar al paladar, al olfato y a la vista. Las velas serán la representación del fuego sagrado y quemarán olorosos perfumes para exaltar los sentidos.

El dormitorio de la pareja se convertirá así en un templo y la esposa será una diosa, una maga a la que habrá que saber tratar para que pueda destilar todo su poder. Los rituales de bañarse juntos, de perfumar y masajear los cuerpos (aquí entra en juego todo lo que hemos aprendido de los masajes), de prepararlos para el amor y el gozo, serán sólo los prolegómenos de las mil y una delicias que a los amantes les esperan, porque éstos no tendrán prisa ni límites en la variedad de sus besos, de sus caricias y sus posturas. Las posturas serán variadas y sensuales, como las que describe el maravilloso libro del "Kamasutra".

El arte tántrico de hacer el amor es sobre todo un arte, una esmerada y refinada forma de despertar uno a uno todos los sentidos: el de la vista con el hermoso decorado y la propia contemplación de la belleza sagrada de los cuerpos desnudos, pero también es el despertar del gusto, del tacto, de los olores sensuales y del oído, porque los amantes sabrán intercambiar no sólo hermosas palabras sino todo un repertorio de gemidos y suspiros que los ayudarán en su escalada a las más altas cumbres del placer y el goce.

El hombre deberá saber que el fuego mágico de su amada tarda en despertarse, por eso deberá ser paciente y entregarse a ella con toda su alma para destilar su exquisito elixir.

Deberá, también, saber que cuanto más goce su amada más energía engendrará todo su ser, por eso la esencia del tantra en lo que se refiere al hombre está en su habilidad para alargar el acto amoroso, para contenerse, para hacer más prolongada e intensa su unión sexual. Solamente cuando su amada alcance las más altas cimas del gozo, sólo cuando el fuego sagrado inflame todo su cuerpo y toda ella sea una resplandeciente hoguera, él podrá abandonarse y se unirá a ella para disfrutar juntos del poder y la magia que han invocado, para arder juntos en el fuego sagrado del amor.

Entonces los dos se fusionarán en un orgasmo cósmico, en un orgasmo que no es sólo sexo, que es también amor, emoción, espíritu, placer e intensidad unidos como las llamas formando parte de una misma hoguera. Así, cabalgando en la ola cósmica del placer, los dos amantes llegarán al cielo, retornarán a la naturaleza divina que hay en ellos. Ya no serán dos sino uno solo, el hombre será también mujer y la mujer hombre; pero no sólo eso sino que serán también más que humanos en ese momento: divinos, mágicos, poderosos.

Tantra, cuando el sexo se convierte en la magia más poderosa

En el tantra el éxtasis sexual coincide con la iluminación. Los amantes se convierten en dioses cuando copulan y el poder superior que la pareja alcanza con el orgasmo es capaz de mejorar sus cuerpos, sus espíritus y sus mentes.

Los amantes, en el momento del clímax, estarán cercanos al cumplimiento de sus deseos más íntimos, porque serán divinos. Así, el tantra dará lugar a la magia más poderosa, aquella que es capaz de cumplir los deseos más profundos de los individuos. En la cama, en el momento del orgasmo, los amantes podrán pronunciar (juntos) sus más fuertes anhelos y estos se harán realidad, porque más que un pedido de humanos será una orden que el dios que vive en ellos dará al destino.

Los amantes, para esto, estudiarán las posiciones de sus estrellas para elegir el momento apropiado, harán el amor de la forma que hemos descrito cuando hablamos de la ceremonia del Maithuna y, en el momento único del orgasmo poderoso y dador de vida, pronunciarán juntos un mismo deseo, visualizándolo con toda claridad para que tenga la fuerza necesaria como para hacerse realidad.

El deseo se hará realidad por el poder del sexo, que es poder del amor.

No deberemos de creer en la magia para que nuestros deseos se concreten. Tampoco deberemos, como en los rituales de magia negra, practicar actividades desagradables o prohibidas. Sólo será cuestión de amar y gozar; el tantra no cree que el hombre es un ser oscuro y corrupto, sino que lo considera un ser luminoso y bello, por eso lo más puramente humano (la capacidad de amar más allá del goce sexual) es considerado divino y sagrado.

Nuestros deseos se harán realidad porque amamos a nuestra pareja. De la unión positiva de dos opuestos complementarios nacerá la deidad, que no existirá por fuera de los amantes sino en ellos mismos. Lo divino, justamente, es el encuentro de los opuestos y lo divino es misterio, magia y sensualidad.

La magia tántrica, si bien no es conocida mayormente en Occidente, es practicada por todos los tántricos orientales (tanto de las tradiciones hindúes como de las tradiciones tibetanas o budistas). Acercarse a ella y a su poder puede ser maravilloso, los resultados pueden ser sorprendentes, en todo caso, será cuestión de amar y de lograr que, a través del acto sexual, se concreten los más profundos anhelos de la pareja.

Tantra, el cultivo de las actitudes

El que se va a iniciar en la práctica del tantra probablemente requiera de una serie de consejos en su acercamiento a la disciplina. Como práctica compleja y completa que es, el tantra requiere que sus practicantes cultiven ciertas actitudes.

Sin ellas, la práctica no resultará beneficiosa (servirá, a lo sumo, como divertimento sexual, pero no elevará el espíritu ni cumplirá con sus funciones terapéuticas). Aquí van, entonces, algunos consejos:

• No te acerques al tantra buscando únicamente sexo

Si lo que buscas es solamente sexo, hay muchos sitios donde puedes conseguirlo. La práctica del tantra no logrará que aumentes tu placer sexual de un día para el otro, porque requerirá de práctica, constancia y tesón. Por otra parte, el sexo ritualizado que propone la disciplina puede resultar aburrido para los que se acercan a la misma buscando sexo rápido y satisfacción ligera. El tantra requiere de tiempo y tranquilidad. Los beneficios se logran con la práctica y con el conocimiento profundo de la pareja, por lo que no es útil para encuentros sexuales rápidos o casuales. Si te acercas al tantra buscando únicamente sexo, te lo perderás casi todo.

• Cultiva tu voluntad y tu capacidad de esforzarte

El practicante de tantra debe ser capaz de esforzarse y de controlar su propio cuerpo, sus propias necesidades y sus propias emociones. Debe tener voluntad de superación y ganas de conocerse a sí mismo. Debe ser capaz de tener un papel activo en la vida. La práctica del tantra es un camino global (no en vano se le llama tantra yoga; esto significa que un buen prácticamente de tantra es un buen yogui, es decir, alguien que ha alcanzado cierto dominio sobre su cuerpo, su mente, sus emociones y su sexualidad).

• Cuida y cultiva tus facultades físicas y tu cuerpo

El cultivo del cuerpo se consigue mediante el ejercicio adecuado. Se puede practicar yoga o tai chi -la práctica de estas disciplinas es recomendada pero no obligatoria-, lo importante, en todo caso, es hacer ejercicio y mantenerse en forma, porque el tantra requerirá que tengamos un control total sobre nuestro cuerpo. Recomendamos tener una vida sana y activa y alimentarse de manera sana y correcta.

• Cultiva tus emociones

El cultivo de las emociones se consigue desarrollando en nosotros el poder del amor, por eso el tantra es también un camino ético. Cultivar el poder del amor no es simplemente amar a una persona, es amar a la vida como algo global, sentirse parte del cosmos, parte de la naturaleza, buscar el papel que a uno le corresponde en la vida, sentirse útil y hacer algo por los demás. También es amar adecuadamente al propio entorno, a la propia familia, a los amigos, a los hijos y, claro, a la propia pareja.

• Cultiva tu mente

El cultivo de la mente se consigue buscando la sabiduría, tanto la de tipo intelectual (a través de los estudios y lecturas adecuadas), como la sabiduría interior -que se logra desarrollando la intuición y la paz mental-. La paz mental se desarrolla con la práctica cotidiana de la meditación incluida, claro, la meditación de tipo sexual, es decir, aquella que se realiza mientras se hace el amor con la propia pareja.

• Cultiva tu capacidad sensitiva y sensual

Esto se consigue desarrollando y afinando la percepción y buscando el gozo y la belleza mediante el despertar de todos los sentidos: la vista, el tacto, el oído, el gusto y el olfato. La capacidad de gozar aumentará si cultivamos nuestra capacidad de percepción. Es recomendable practicar la caricia sutil con la pareja para aprender a sentir el cuerpo del amante. También es recomendable gozar de todo lo que nos regala la vida: las artes, las comidas, los perfumes. Para esto habrá que adentrarse en sus mundos y aprender a gozar de ellos.

• Cultiva tu espíritu

Esto se consigue manteniendo una adecuada actitud trascendente, una actitud de búsqueda espiritual, de superación personal, de desarrollo místico y de sentimiento de pertenencia a la totalidad de la que formamos parte.

Suponemos que todos los que se acercan a este libro lo hacen para cultivar su espíritu, para intentar ser mejores, para aprender cosas nuevas. Todos ellos verán sus anhelos recompensados por el tantra.

• Cultiva tu capacidad sexual

Esto se consigue viendo al sexo como lo que realmente es, es decir, como algo realmente hermoso cuando es practicado en las condiciones de higiene, afectos, confianza, amor y belleza adecuados. Es en el cultivo de la sexualidad donde la búsqueda del placer o del orgasmo no es algo prioritario, urgente ni condicionante de la relación o del acto en sí; lo que debe buscarse, en todo caso, es la fusión con el amante: la emoción del amor, del dar, de la entrega, del provocar y del producir placer y la adecuada canalización de la energía sexual que se está evocando. El cultivo del poder sexual se consigue con el control de la mente y de la respiración apoyados por la emoción del amor. Para esto el hombre deberá aprender a controlar su eyaculación, ya que éste es el elemento más débil y vulnerable en la relación sexual, el que más fácilmente desaparece y se volatiliza. El control de la propia eyaculación le permitirá al varón alargar el encuentro sexual con su pareja y alcanzar puntos de goce inimaginables para aquel que no practica la disciplina. Este punto del tantra, el del control de la eyaculación, es el que nos lleva a recomendar a aquellos que se acercan a la disciplina buscando sexo rápido que desistan de su acercamiento, porque el control de la eyaculación requiere de una mente sana y predispuesta, requiere de ganas de superarse y de ganas de hacer gozar a la propia pareja para alcanzar el clímax, el punto de fusión donde dos se hacen uno y ese uno se encuentra con la divinidad. En este punto el masaje es una herramienta ideal para conocerse, entenderse, disfrutarse y lograr acceder al mayor placer.

Hasta aquí dimos muchas respuestas, analizamos al tantra desde diferentes puntos de vista... ¿pero qué es realmente el tantra?

Aquí, en resumen, algunos conceptos que deben quedar claros:

• El tantra no es la enseñanza de los excesos, sino el camino de la comprensión absoluta.

• El tantra no es la enseñanza del placer descontrolado, es la enseñanza del estar completamente consciente de las emociones, los pensamientos y los sentimientos.

• El tantra considera que el sexo es la energía de vida, ya que todo es creado sexualmente.

• El tantra cree que la energía sexual es la energía creadora, por consiguiente es la base de la espiritualidad.

• El tantra usa la energía creadora, el sexo, como el comienzo del camino espiritual no como el final.

• El tantra sostiene que el sexo debe de ser transcendido.

• El tantra cree que todo debe ser experimentado para ser comprendido.

• El tantra permite la libertad total del individuo.

• El tantra es la enseñanza de aceptar la vida total, una vida donde nada es negado o rechazado.

• El tantra enseña que para aceptar la vida total hay que alcanzar el entendimiento.

• El tantra no es sexo solamente.

• El tantra es la vida misma.

¿Para qué sirve el tantra?

Ahora será el momento de responder otra pregunta importante que se hacen todos aquellos que se acercan a la disciplina... ¿Para qué sirve el tantra? Las respuestas, como veremos, serán muchas, porque el tantra sirve al practicante para diversas cosas.

Tantra para evolucionar

El tantra produce transformaciones internas porque enseña a potenciar la propia energía. Lleva de la depresión a la celebración, de la rigidez a la flexibilidad, del estancamiento a la creatividad, del impulso ciego a la conciencia. A través de la práctica diaria el tántrico va modificándose y evolucionando, porque la perfección que es el ser humano es perfectible, no tiene límites ni es estática. El trabajo consiste en desprenderse de la oscuridad que impide ver el diamante, de aquello que nos impide ser mejores para así alcanzar nuevos estados de conciencia.

El tantra, justamente, apunta al completo desarrollo de la conciencia, la libera de sus prejuicios y preconceptos para permitirle alcanzar la evolución infinita para la que nuestro cuerpo está preparado. El límite es el infinito, la divinidad. El límite no existe.

Tantra para acercarnos a la divinidad

El tantra es una disciplina holística, es decir total, completa. Permite que el ser humano atraviese el puente hacia la conciencia sagrada a través de la exploración de su cuerpo y del de su pareja.

El tantra no divide lo que es material de lo que es espiritual, sino que nos enseña que toda división es falsa, que existe algo que une a todo lo vivo. Alcanzar ese punto de fusión con lo eterno es el objetivo del tantra. Para eso se lo practica, para eso fue creado.

El tantra nos permite encontrarnos con lo sagrado, con la unidad original. La unidad original se compone de dos polaridades, a ellas podemos nombrarlas como Shiva (o principio masculino) y Shakti (o principio femenino). El encuentro entre los opuestos que se complementan genera la luz; esto, que tal vez resulte complicado, puede ser fácilmente explicado con un ejemplo de la vida cotidiana.

Pensemos por ejemplo en un enchufe eléctrico. El encuentro del enchufe (el macho) con la pared (que es hembra, que lo recibe) genera la luz eléctrica. El tantra, al igual que el enchufe, permite generar luz a partir del encuentro de los opuestos (del macho y la hembra, del varón y la mujer).

La luz que genera el tantra es la luz de la divinidad. El tantra nos permite encontrarnos con lo divino que hay en nosotros, nos ayuda a elevarnos, a hacernos mejores. El tantra nos enseña a crecer.

Tantra para iluminarse

El objetivo de la práctica tántrica es lograr la iluminación de la conciencia. Este objetivo es compartido por el tantra con diversas prácticas que buscan el moksha, el nirvana, el samadhi, es decir, la liberación del espíritu para que este se eleve hasta el infinito.

Lo que diferencia a las diversas prácticas que buscan la iluminación son los senderos que se eligen para alcanzarla. El tantra nos permite encontrar el camino de la iluminación transitando el sendero de la exploración sexual; es un sendero hermoso, fascinante.

El tantra se apoya para esto en técnicas sexuales específicas que ayudan a potenciar las sensaciones (y las sensaciones, hay que recordarlo, son todo). Todo lo que sabemos del mundo lo sabemos a través de nuestra percepción, por eso afinar nuestras percepciones nos ayuda a saber cada vez más y más acerca del mundo que nos rodea; la actividad sexual es considerada Sadhana, es decir práctica espiritual, oportunidad de iluminación.

En el tantra se usa el sexo ritual (Maithuna), para que la energía espiritual (Kundalini) se despierte en la sagrada zona sexual y ascienda por el conducto de la columna astral (Sushumna) hasta lo alto de la cabeza; es decir hasta el chakra de la coronilla (Sahasrara) provocando la iluminación.

El proceso de lograr la iluminación será gradual (por lo menos en principio), llegará un momento en que el tiempo se acelerará y los progresos serán rapidísimos. Pero en general los cambios serán leves y suaves; sólo las catástrofes, recordemos, son repentinas, y en eso consiste su poder destructivo. La belleza es suave, la belleza es tranquila y llena de paz, por eso el tántrico deberá saber esperar y su capacidad de esperar deberá ser cultivada con meditación.

Paso a paso, purificando el cuerpo, tornándolo flexible y fuerte, alimentándose de energía (Prana) a través de ejercicios respiratorios (Pranayamas), posturas físicas (Ásanas) y danzas, el tántrico irá limpiando los meridianos del cuerpo energético (Nadis) purificando las emociones y los pensamientos; estará recorriendo entonces el camino de la iluminación, el camino de los caminos, aquel que conduce hasta el infinito, aquel que conduce hasta la divinidad.

Tantra para meditar

El tantra es un excelente método para meditar. Y llegamos entonces a un momento donde debemos aclarar un punto importante: los occidentales entendemos generalmente al meditar como meditar sobre un tema, es decir pensar acerca de un tema que nos preocupa. Para el occidental, meditar es reflexionar, repensar una situación dada.

Para el oriental, en cambio, el meditar implica liberarse de los pensamientos. Meditar, para los orientales, es poner la mente en blanco, liberarla de sus preocupaciones cotidianas para dejarla volar hasta el infinito, hasta lo sagrado, hasta encontrarse con la deidad.

Cuando decimos que el tantra es una práctica meditativa, entonces, no queremos decir que el tantra nos ayudará a reflexionar sobre diversas cuestiones mientras hacemos el amor, más bien queremos decir que nuestra mente se elevará hasta allí donde los pensamientos no existen.

La meditación que nos propone el tantra (como la que nos propone el Tai Chi chino, una práctica que no incluye el desarrollo de la sexualidad pero sí el mejoramiento del cuerpo a través del combate de los opuestos) es una meditación en movimiento.

La mente vuela no mientras estamos quietos sino mientras nos movemos en el acto sexual esto, porque el tantra (como el Tai Chi) se basa en el símbolo del ying y el yang, que es el símbolo del encuentro de los opuestos (opuestos que sólo encuentran el equilibrio en la movilidad, porque el equilibrio es siempre cambiante -esto se da por la existencia del factor tiempo, que hace que todo se modifique aunque se mantenga inmóvil en el espacio-).

La meditación en movimiento que nos propone el tantra nos permitirá relajarnos y encontrarnos con nosotros mismos. El estrés desaparecerá y nuestra vida mejorará, será más luminosa, será más plena.

Tantra para bailar

Existen técnicas especiales para distribuir la propia energía por todo el cuerpo. Y estas técnicas se basan en la danza y en la música, porque el tantra sostiene que la vida misma es una danza continua y sagrada; danza de materia en el espacio infinito, danza de sensaciones en el individuo, danza de colores, ruidos, gustos y olores que constituyen la realidad.

A Shiva (el espíritu de lo masculino) se lo representa como un bailarín. Mientras el varón se acople a la mujer en el acto sexual, entonces, deberá comportarse como un bailarín. Su control del cuerpo propio deberá ser completo y su capacidad de reaccionar adecuadamente a los movimientos de la pareja deberá ser enorme.

El tantrismo afirma que todo es energía. Para distribuir adecuadamente la energía por todo el cuerpo, el practicante del tantra deberá comportarse como un bailarín que encuentra el ritmo preciso de la música y comienza a vibrar siguiendo ese ritmo. Será cuestión de encontrar el ritmo justo (un ritmo que será propio y que nos elevará).

El del tantra no es, entonces, un camino de santos serios, sino de Budas alegres. El tantra hará que dancen todas las células del cuerpo, hará que dancen las propias emociones y sensaciones, hará que el corazón se colme de entusiasmo y se llene de ganas de vivir.

Con las danzas tántricas es posible entrar a estados muy profundos de meditación en movimiento, dejando muy atrás el estrés, los prejuicios y todas las falsas creencias. Con la danza el tántrico se libera y estimula su energía Kundalini, con la danza el tántrico abre el camino al goce.

Tantra para rejuvenecer

La practica tántrica es rejuvenecedora, sanadora y generadora de energía. Hoy día sabemos que, así como las penas y las preocupaciones causan estrés y enfermedades, la dicha y el goce nos llenan de energía y de fuerza; así, dicha y goce se convierten en el mejor y más natural elixir de juventud.

La historia del tantra está llena de viejos sabios y centenarios que siguen viviendo su sexualidad de manera activa y plena; esto, porque mientras los alquimistas occidentales buscaban transmutar vulgares metales en oro, los alquimistas orientales se afanaron en la búsqueda de la inmortalidad (muchos médicos taoístas recomendaban la práctica sexual consciente no solamente para mantenerse fuertes y jóvenes hasta edad avanzada sino también para curar muchas enfermedades, y desarrollaron todo un recetario de terapias sexuales en las que determinadas posturas y ritmos sirven para tratar un gran número de dolencias).

Esta función terapéutica del goce se basa en la aceptación del ser humano como un todo, en la creencia de que el ser humano posee infinitas conexiones internas que vinculan sus diversos órganos de maneras sutiles y complejas (la misma creencia existe en China, y esto permitió el desarrollo de una disciplina terapéutica como la acupuntura, que sólo en los últimos años comenzó a ser aceptada en Occidente, pero que cuenta con una larga tradición en Oriente).

El tantra, entonces, no nos propone únicamente intensificar nuestro goce sino que nos enseña a mejorar nuestra calidad de vida a través de la práctica del sexo consciente. El tántrico sabe que, si sufre una dolencia, la mejor terapia consiste en meditar y encontrarse consigo mismo. Para esto utilizará la exploración por su sexualidad. El tántrico sabe, además, que si medita con tesón, sus problemas desaparecerán porque se encontrará con un infinito donde las dolencias no existen, donde las mismas desaparecen.

Tantra para gozar

En el tantra el cuerpo es a la vez sujeto y objeto del culto, porque el cuerpo es entendido como un templo, es decir, como un lugar privilegiado del espacio donde operan las fuerzas cósmicas.

En el cuerpo, como dijimos, están presentes las energías supremas de Shiva y Shakti, que penetran todo lo que existe. El cuerpo es entonces un gran depósito de poderes, y el objetivo del ritual tántrico es despertar esos poderes a fin de alcanzar su expresión más lograda. El tantra propone despertar las potencialidades latentes y así expandir la propia personalidad hasta hacerla coincidir con lo sagrado, hasta alcanzar el éxtasis.

El éxtasis que nos propone el tantra se alcanza a través del goce sexual, por eso la disciplina nos enseña a intensificar el goce a través de la práctica del sexo ritual.

El ritual apuntará al principio a ayudarnos a tomar conciencia de las fuerzas cósmicas que operan en nuestros cuerpos.

Después de haber tomado conciencia de éstas fuerzas cósmicas será el momento de despertarlas por medio de prácticas yóguicas como el antes mencionado Pranayama, pero sobre todo mediante el sexo ritual, a través del cual se alcanzará el clímax o punto culminante, el punto donde no hay más allá, el punto último, el punto definitivo.

El ritual tántrico recibe el nombre de Pancatattva, que quiere decir literalmente los cinco elementos. Se utilizan para el ritual cinco elementos, cada uno de los cuales está relacionado directamente con uno de los cinco grandes elementos de la tradición aristotélica:

• A la utilización del sexo (Maithuna), le corresponde el éter.

• Al vino u otras bebidas embriagadores (Madya), el aire.

• A la carne (Mamsa), el fuego.

- Al pescado (Matsya), el agua.
- A los cereales (Mudra), la tierra.

Como los nombres de las cinco sustancias comienzan todas por la letra m, el ritual secreto tántrico ha sido llamado también el ritual de las cinco M (o Pancamakara).

El rito consistirá en un encuentro donde estarán presentes los cinco grandes elementos representados cada uno por el elemento antes mencionado. La unión sexual, entonces, formará parte de un encuentro en el que se comerá y se beberá, de un encuentro donde todas las sensaciones físicas se verán agasajadas.

La presencia de los cinco elementos esenciales convertirá al encuentro en mágico. Los sentimientos aflorarán y nos volveremos divinos, nuestra capacidad de goce aumentará y nos encontraremos con lo sagrado. Como nos dice el siguiente extracto del "Lukarnarva tantra" (VI, 56):

"El adorador entra en el ritual cuando accede al estado de conciencia en que percibe la divinidad, en que está verdaderamente en relación con lo divino, en que se ofrece a lo divino. Para ello, hay que tomar conciencia de la propia divinidad".

El cuerpo, en el tantra, es divino, es decir, permanentemente producido por la inteligencia suprema que lo mantiene con vida. Esta inteligencia reside en el ser profundo de cada uno de los individuos pero no en el yo.

Para dejar al yo de lado, se utilizará el ritual. La práctica ritual le permite al hombre convertirse en otro, porque lo aleja de sus preocupaciones cotidianas para sumergirlo en un mundo donde todo está pautado o reglado. El individuo que cumple con un ritual ve así borrada su individualidad, porque justamente realiza una práctica de la misma manera en que la realizan todas las demás personas que practican la disciplina. Y cuando el yo desaparece, aparece el ser profundo.

Cuando esto sucede, el cuerpo se convierte en divino y el goce aumenta. Con esto, el cuerpo se cura. Goce sexual y terapia se encuentran así en el tantra y la vida, de esa manera, se hace mejor y mejor.

Para todo esto sirve el tantra

Para acercarse a la divinidad, para iluminarse, para ser mejor, para gozar. Para todo esto sirve el tantra. Los beneficios que produce la práctica de la disciplina son múltiples. Para conocerlos mejor, los clasificamos entre beneficios individuales y beneficios para la pareja. Estos son:

1. Beneficios individuales:

• El tantra ayuda a generar más energía, vitalidad y salud en los cuerpos de cada uno de los amantes.

• El tantra debidamente practicado cura, regenera, rejuvenece, vitaliza y aporta mucha energía para la vida cotidiana.

• El tantra acrecienta el magnetismo y el poder personal.

• La práctica del tantra aumenta la autoestima, la sensación de valía personal, la capacidad para vivir en el aquí y el ahora, de tomar decisiones y buscar la armonía.

• El tantra ayuda a curar y sanar las heridas emocionales y los bloqueos psíquicos que se puedan tener ya que la invocación continua del amor y la permanencia consciente en sensaciones de plenitud y gozo aumentan y potencian la conciencia de que la vida puede ser realmente bella y agradable con nosotros.

• El tantra permite al practicante lograr una mejor comunicación con su subconsciente, desarrollar los sentidos psíquicos y mejorar la calidad de los sueños, además de ayudar a desarrollar la intuición y la clarividencia.

• El tantra tiene una visión global del ser humano, es un camino que trasciende la dualidad y por lo tanto ayuda a la armonización del individuo, a fusionar en cada uno lo intelectual con lo intuitivo, lo emocional con lo racional. Ayuda al ser humano a convertirse en un ser completo.

• La práctica de canalizar la energía sexual y reconducirla al cerebro es una poderosa estimulación neuronal, por lo que la práctica del tantra aumenta la eficacia mental y armoniza a los dos hemisferios del cerebro.

• La práctica del tantra ayuda a las personas a relacionarse con los miembros del sexo opuesto, ya que la actitud tántrica de respeto hacia la pareja permite lograr relaciones duraderas y positivas.

• Por último, la práctica de la disciplina aumenta la capacidad sexual, la capacidad de gozar del sexo a través de su control.

2. Beneficios para la vida de pareja:

• La práctica tántrica es capaz de aumentar el placer de la mujer y la capacidad femenina de tener orgasmos. Satisfacer plena y totalmente a la mujer es algo necesario en el tantra por dos motivos:

A. Por el culto que la disciplina hace de lo femenino, por considerar a las mujeres como encarnación del poder fecundo de la naturaleza y por lo tanto considerarlas de naturaleza mágica.

B. Por considerarlo fundamental para unas relaciones armónicas y satisfactorias en la pareja, pues para que la relación de pareja funcione realmente bien no debe haber resentimientos, ni conscientes ni inconscientes, ni del hombre ni de la mujer.

• El tantra convierte a la mujer en una mejor amante pues la hace más activa, despierta, desinhibida y colaboradora del hombre en la búsqueda de un gozo mutuo más total.

• Al aumentar la capacidad de goce de la mujer, el tantra también beneficia al hombre: aporta una mayor confianza, intimidad, comunicación y plenitud sexual entre ambos amantes, fomentando la fantasía, la capacidad erótica, las habilidades de comunicación y la capacidad de satisfacerse mutuamente sin miedos, sin tabúes.

• Al estar basada en el armónico desarrollo de los sentimientos y en el poder del amor, la práctica tántrica ayuda a lograr una mejor comprensión emocional en la pareja y a sanar a la misma limpiándola de los conflictos y resentimientos que puedan existir en su seno.

• El tantra piensa (al igual que la moderna sexología) que si uno de los polos de la pareja siente algún tipo de insatisfacción o frustración, sobre todo sexual, esto engendrará resentimiento (consciente o subconsciente) que afectará más tarde o más temprano a la relación. Los rituales tántricos ayudan a superar esos resentimientos y a que la relación permanezca con más brillo y pasión durante más tiempo.

• La práctica del tantra convenientemente realizada, en resumen, ayuda a mejorar la autoestima, la capacidad de amar, el desarrollo del poder personal, el despertar de los sentidos psíquicos y la mejora global de la vida de pareja. Por todo esto se le ha considerado desde siempre como un camino mágico o de superación personal y de búsqueda de armonía en la pareja de los más eficaces que pueden recorrerse.